Alexandra Fuchs

Vom Überleben zur Macht

Wie du die Kontrolle über deine Krankheit übernimmst und dein Leben neu gestaltest.

Verlag & Herausgeber

expertition

Druck und Distribution im Auftrag des Verlags

Expertition
Holte 5
51688 Wipperfürth

ISBN
Paperback: 978-3-910236-18-9
E-Book: 978-3-910236-19-6

Logo Fuchs: Marc Dieroff,
Grafiken: erstellt mit Bing Images von Alexandra Fuchs
Foto der Autorin: Irene Schmidgall

Aus Gründen der besseren Lesbarkeit wird im Folgenden stellenweise nur die männliche Form verwendet. Dies stellt keinerlei Wertung dar. In meiner Anrede sind alle Geschlechter gleichermaßen gemeint.

Über die Autorin

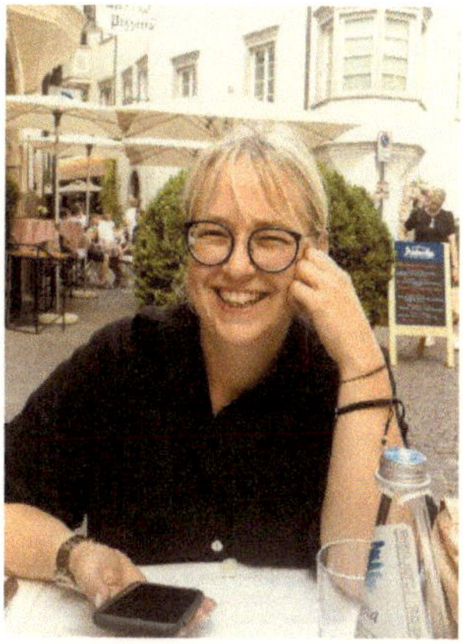

Alexandra Fuchs ist mehr als nur eine Expertin für Herausforderungen im Sozialwesen, die in Verbindung mit der Sozialversicherung, dem Arbeits- und Steuerrecht sowie Versicherungswesen stehen – sie ist eine Mentorin mit Herz und Seele. Sie hat es sich zur Aufgabe gemacht, Menschen zu unterstützen, die sich aufgrund von Krankheit/Unfall mit dem komplexen Sozialwesen auseinandersetzen müssen. Mit ihrem umfangreichen Wissen und ihrer Erfahrung hilft sie ihnen dabei, ihre Rechte zu verstehen und einzufordern.

Doch Alexandra ist nicht nur Fachfrau in ihrem Gebiet, sondern auch eine leidenschaftliche Netzwerkerin und energetisch-systemische Aufstellungsleiterin. Durch ihre Arbeit ermöglicht sie es Menschen, ihre persönliche Kraft zu entdecken und zu nutzen. Sie glaubt fest daran, dass wir alle mehr Power in uns tragen, als wir denken.

Inhalt

Einleitung – Wichtiger Hinweis vor dem Lesen:

Ein kleiner Hinweis am Anfang, damit du nicht irritiert bist.

Mein Buch ist unbewusst ein 3-Teiler geworden. Aber du wirst die Zahl 3 in den verschiedenen Themen immer wieder finden. Sie wird dich sicher positiv beim Lesen meines Buches begleiten und vielleicht nimmst du diese Zahl auch mit in dein zukünftiges Leben?

Warum?

Weil ich mir für dich wünsche, dass dieses Buch „aktiv“ einen Prozess in dir auslöst, indem du den Mut bekommst, dein Leben nachhaltig zu verändern.

In meinem Buch geht es um das Thema „Sozialwesen“ und wie man damit umgeht. Mit Tipps, die ich in 30 Jahren gesammelt habe.

Dann geht es um die eigene, innere Einstellung, mit Problemen und Herausforderungen umzugehen. Auch das ist ein wichtiger Prozess, der sich in den vielen Jahren herauskristallisiert hat, weil ich die Menschen auch mental begleite.

Und nicht zuletzt eine Idee, wie du dein Leben (ob gesund oder krank) selbst in die Hand nehmen kannst, um dir eine bessere Zukunft zu erschaffen.

Ich möchte, dass du aufstehst und die Energie dieses Buches für dich nutzt, denn du bist nicht allein. Du, ich und mein Buch ergeben wieder die Zahl 3. Vielleicht kennst du die Macht der 3. Person. Vielleicht sollte es heißen, die Macht des Buches.

Eine aktuelle Geschichte dazu:

Ich war auf einer Jahresauftaktveranstaltung und habe wieder Tränen in den Augen, weil der Moderator zu einer Frau ging, die es zur ersten Stufe eines Marketingplans geschafft hatte.

Ich konnte erkennen, dass es eine Frau mit Herausforderungen war, die im Rollstuhl saß, und zudem schlecht sprechen konnte.

Sie erzählte uns ihre Geschichte so gut sie konnte. Und sie wurde gefragt, was ihre Ziele sind. Sie sagte, dass sie mit Unterstützung sicher noch viel, viel weiterkomme.

Ich weiß nicht, ob du dir vorstellen kannst, was dann passiert ist. Sie hat die erste Stufe erreicht und es gab Standing Ovation vom ganzen Saal mit ganz viel Applaus und motivierenden Zurufen. Solche Momente sind unbezahlbar, findest du nicht auch?

Ich wünsche dir eine angenehme Lesezeit!

Referenzen:

Mein Name ist Alexandra Fuchs, ich wurde 1976 in Stuttgart geboren, bin schon früh ins Hohenloher Land gezogen.

Und was gibt mir das Recht, über solche Themen ein Buch zu schreiben?

Ich habe von 1993 bis 1996 eine Ausbildung zur Sozialversicherungsfachangestellten bei einer namhaften Krankenkasse absolviert. Diese Ausbildung hat mich angesprochen, weil ich so viel Mitgefühl habe, dass ich nie einen medizinischen Beruf hätte ergreifen können. Ich war einige Jahre im Jugendrotkreuz und habe dort Einblicke als Ersthelfer (Blutspende etc.) bekommen und gemerkt, dass ich das mental nicht schaffen würde. So hat mich der Weg in die Krankenversicherung geführt.

Später führte mich der Weg in die Personalabteilung eines Ingenieurbüros für Prototypenbau in der Automobilbranche. Dort habe ich eine gute Weiterbildung im Arbeitsrecht und auch in der Lohnbuchhaltung bekommen. Das war auch der Ort, an dem ich selbst schwer erkrankt bin und meine Geschichte, die du im Vorwort findest, zum Tragen.

Im Jahr 2000 kam die Automobilkrise und ich wechselte zu einer anderen Krankenkasse, wo ich bis zur Geburt unseres Sohnes als stellvertretende Geschäftsstellenleiterin für den Arbeitgeberservice tätig war.

Von da an habe ich meinen Ex-Mann in seinem landwirtschaftlichen Betrieb unterstützt (so gut es gesundheitlich ging). Dazu gehörten auch die

Lohnabrechnungen für die Mitarbeiter aus dem Ausland und Vertriebsaufgaben.

Durch meine Erkrankung war ich ehrenamtlich bei der Rheumaliga e. V. Baden-Württemberg als Schriftführerin tätig.

Wissen weiterzugeben und andere in ihrem Wachstum zu unterstützen, war schon immer ein Thema für mich, da ich in den Vereinen, in denen ich war, ehrenamtlich Nachwuchsmusiker (Kinder, Jugendliche und junge Erwachsene) unterrichtet habe. Aufgeben war nie eine Option und die Ergebnisse waren immer schön, für Lehrer und Schüler.

Nach der Scheidung trat ich eine Stelle als Büroleiterin in einer Versicherungsagentur an. Dort war ich fast 10 Jahre tätig und habe auch dort Weiterbildungen und genügend Erfahrungen sammeln können.

Daraus entstand dieses kombinierte Mentoring aus Sozialversicherung, Arbeits-, Steuerrecht und Versicherungswesen. Durch meine ehrenamtlichen Tätigkeiten mit Wissensvermittlung und zahlreichen Weiterbildungen bei namhaften Coaches und Trainern, hat es mich dazu bewogen, dieses Buch zu schreiben.

Es ist mir ein großes Anliegen, mein Wissen so zu vermitteln, dass alle, die Hilfe benötigen, sie auch erhalten, gleichzeitig aber selbst lernen, die Dinge umzusetzen und ermutigt werden, auch eigenverantwortlich zu handeln.

Vorwort:

Schnelle Lösungen gesucht? Et voila!

Der erste Schritt ist getan, du hältst mein Buch in den Händen.

Ich spreche dich in diesem Buch mit „DU“ an, weil ich zwar Beraterin bin, aber trotzdem hin und wieder Real Talk brauche.

Deshalb werde ich auch recht schnell zur Sache kommen, denn für die meisten meiner Klienten ist „Zeit“ der wichtigste Faktor.

Und auch hier schon die erste Lösung für dich, nimm dir „Zeit“, sonst nimmt sich die „Zeit“ dich!

Jede Form von Krankheit, sehe ich mittlerweile als Zeichen, dass du dir die „Zeit“ nehmen solltest, genauer hinzuschauen.

Wohin schauen? Auf dich! Wann hast du dir „Zeit“ genommen? Zeit für dich, bei vielen auch Zeit für die Familie/Kinder, Zeit für Freunde.

Jetzt denkst du vielleicht? Aber ich hatte einen Unfall!

Auch damit will dir dein Körper etwas sagen. Überlege genau, hattest du vor dem Unfall schon andere Anzeichen? Zum Beispiel, dass du dir den kleinen Zeh gestoßen hast, irgendwo hängengeblieben bist, dich gestoßen hast, mit dem Fuß umgeknickt bist? Das sind alles Anzeichen, die etwas mit dir zu tun haben.

Alle, die zu mir kommen, haben eines gemeinsam - sie haben ein Problem.

Sie stehen mitten im Leben, sind erfolgreich, haben viel erreicht und dann! Dann steht auf einmal die „Zeit“ still!

Und an dieser Stelle kommt meine Geschichte ins Spiel.

Auch nach über 25 Jahren fällt es mir schwer darüber zu schreiben ...

Ich war 23 Jahre alt, fast genau ein Jahr nach der Hochzeit mit meinem Mann, als ich immer wieder starke Schmerzen im Rücken bekam.

Mit Bewegung und Ruhe habe ich das irgendwie immer in den Griff bekommen.

Da ich sehr ehrgeizig war, habe ich nach meiner Ausbildung zur Sozialversicherungsfachangestellten den sicheren Hafen des öffentlichen Dienstes verlassen, um mich weiterzuentwickeln, denn nach meiner Ausbildung wurde ich in den Vertrieb versetzt. 3 Jahre diese harte Ausbildung, um dann im Vertrieb als Assistentin zu sitzen und Termine für die Außendienstmitarbeiter zu machen - nicht mit mir!

Also habe ich noch vor unserer Hochzeit gekündigt, um danach durchzustarten.

Kennst du diese Sturheit vielleicht auch? Vielleicht ... aber sicher 😊.

Also bin ich in die Personalabteilung einer Firma in der Automobilindustrie gewechselt. Ich habe Arbeitsverträge entworfen, Bewerbungen verwaltet und vorbereitet und die Launen meiner Vorgesetzten ertragen. Fachkräftemangel war damals schon ein Thema.

Eine Zeit lang durfte ich auch in der Chefetage sein, um mit der Frage: Bis wann brauchen Sie die Auswertung? mit: GESTERN!!! angebrüllt zu werden.

Eines war mir wichtig: die Nähe zum Auto. Die Firma war im Prototypenbau für große deutsche Automarken tätig. Einmal hatte ich 14 Tage lang einen Edelstahlauspuff für den Ferrari des Geschäftsführers hinter meinem Schreibtisch stehen - was war ich stolz.

Ich bin etwas abgeschweift, aber das gehört dazu, denn auch du darfst dich von dem Gefühl mitreißen lassen - Es ist nämlich die „Zeit“.

Die „Zeit“ wurde immer wichtiger. Ich war im Schnitt 12 Stunden am Tag im Büro, um danach noch in einer Weinstube zu arbeiten. Auch am Wochenende. Mein Mann und ich waren frisch verheiratet und er baute sich gerade seine eigene Selbständigkeit auf. Er hatte seinen Meister gemacht und konnte nun seinem Traumberuf nachgehen um sich damit eine Zukunft aufzubauen.

Wir wollten beide! Vor allem ich, ich wollte viel erreichen und schnell vorankommen.

Zwei Jahre zuvor hatten wir mit unserem alten Dirigenten einen Musikverein gegründet. Arbeit gab es genug. Aber ich war jung, was sollte schon passieren?

Und genau das passierte. Wir waren nämlich mit dem Verein ein paar Tage in Trier, bei einem „Turnfest“. Ich weiß gar nicht, ob es so etwas noch gibt. In der Woche danach kam bei mir der Knall!!

Vielleicht kennst du das jetzt auch - wenn gefühlt die „Zeit“ stillsteht?

000000000000000000000000 - Gedankenpause

Bei mir läuft gerade "Kiss the Rain" von Jacobs Piano, weil ich beim Schreiben immer Musik laufen habe.

Was ist passiert? Nichts passiert ohne Grund!

Ich habe mich schwach gefühlt und nicht auf meinen Körper gehört. Ich hatte Probleme mit dem Darm, bin aber trotzdem ins Geschäft gegangen, weil ich „nur“ dieses Symptom hatte. Wegen der Rückenschmerzen war ich schon in der Physiotherapie ...

Es war ein Mittwoch ...

Ziemlich warm ...

Angefangen hat alles am 04.07.1999, als ich bei einer Tante kellnerte, um mir, zusammen mit meinem Mann, etwas dazu zu verdienen.

Es war brütend heiß, wie man es vom Juli kennt ...

Ich kam damals von der Krankengymnastik nach Hause, mein Mann hatte noch eine Sitzung mit dem Musikverein und kam spät nach Hause.

Meine Cousine wollte auch vorbeikommen ...

Aber an diesem Abend habe ich es nur auf die Couch geschafft. Ich hatte Schmerzen und konnte nicht mehr aufstehen.

Meine Cousine hat geklingelt, aber ich bin nicht an die Tür gekommen.

Verdammt!!! ... Ich habe gerufen, aber sie hat mich nicht gehört und sie ist wieder gegangen.

Ungefähr 2 Stunden später habe ich es irgendwie ins Bett geschafft. Da lag ich nun und die „Zeit“ stand still.

Als mein Mann nach Hause kam, war das ein Schock. Er musste mich zur Toilette bringen - und das mit 23 Jahren - sehr aufregend. So hatten wir uns das nicht vorgestellt.

Ich hätte nicht gedacht, dass mich mein Beruf so schnell einholen würde.

Bei mir wurde Spondylitis ankylosans (Morbus Bechterew) mit Darmbeteiligung diagnostiziert, in einer aggressiven Form. Danke Schicksal - dachte ich.

Aber ich hatte tolle Kollegen. Mein Chef hat mir sogar Blumen ins Krankenhaus schicken lassen.

Ich war 10 Wochen weg, durfte wieder laufen lernen und außerdem im nächsten ½ Jahr 50 kg zunehmen.

Vor kurzem ist mir ein Bild aus dieser Zeit in die Hände gefallen, womit ich mich bei meinem, jetzt Ex-Mann, für seine Geduld damals bedanken möchte. Er hat es mich nicht spüren lassen und ich sah wirklich schrecklich aus.

Und so kam ich aus dem Beruf, selbst in die Situation, Hilfe annehmen zu müssen. Aus einem System, das ich „eigentlich“ nicht mehr wollte.

Seitdem helfe ich mit meiner Erfahrung mir selbst und anderen in solchen Situationen, Lösungen im Leben zu finden.

Wer hilft dir?

Von den Krankenkassen kommt nur Druck und bei Fehlern werden Gelder gestrichen. Und zack - bist du in der Spirale drin. Krank - und Krankheit kostet Geld - weniger Einkommen und dann noch Druck, mit Formularkram.

Und weil die Zeit drängt, fangen wir auch gleich gemeinsam an.

Was ist zu tun? Eine ganze Menge! Packen wir's an! Und vor allem mit Bedacht. Schnell, aber nicht überstürzt. Strategisch, nicht hektisch!

Kennst du das, wenn die Nervosität steigt und die Intelligenz sinkt?

Das kannst du dir in deiner Situation nicht leisten. Dafür gibt es jetzt mich 😊.

Um dir Zeit, Geld und Nerven zu sparen!

Aber du bist als Mensch hier und willst sicher auch so behandelt werden. Das ist auch der Grund, warum du dich für dieses Buch entschieden hast.

Und ich wünsche mir, dass ich dir dieses Thema so verständlich wie möglich erklären kann.

Hier sind meine 3 Hoffnungsträger:

1. Was wäre, wenn du wüsstest, was die richtigen Schritte, Strategien sind, um gut durch/aus einer Krankheitsphase zu kommen?

2. Und das am besten ohne Anwalt!

3. Es gibt einen Ausweg aus der Spirale! Wenn DU es wirklich willst!

Ich helfe Dir Lösungen zu finden, Strategien zu entwickeln, um besser mit der Situation umzugehen. Du wirst Wege finden, das System zu durchschauen, damit es für DICH und nicht gegen DICH arbeitet. Versprochen!

Und ja, es gibt Wege! Immer! Und alles beginnt mit einer Entscheidung!

Eine etwas andere Denkweise, die es dir viel leichter machen wird.

Du fragst dich bestimmt, wie ich eine solche These aufstellen kann? Ganz einfach, weil ich schon viele Höhen und Tiefen erlebt habe. Was mich betrifft, aber auch viele andere.

Und damit fangen wir JETZT an!

Willkommen in meiner Welt:

Leider erlaubt dir unser Sozialsystem wenig bis gar keine Fehler und falsche Entscheidungen schon gar nicht. Falsche Unterschriften, zu denen man dich vielleicht gebracht hat, obwohl dein Bauch dir sagt, dass es sich nicht richtig anfühlt. Ich kann dir mit Sicherheit sagen: Höre auf deinen Bauch!!!

Falsche Entscheidungen und Unterschriften können dich viel Geld, Zeit und Nerven kosten, glaube mir.

Ja, es gibt eine Unterschrift, die du sogar machen solltest. Die Datenschutzerklärung mit der Erlaubnis, dass die Ämter deine Krankenakten/Befunde einsehen dürfen. Das erspart dir eine Menge Ärger. Wenn du diese Unterschrift nicht machst, wirst du es im Verfahren noch schwerer haben. Versprochen!

Und alles, was du gegen das System unternimmst, wird sich früher oder später rächen. Die richtige Taktik und Denkweise werden dir klare Vorteile bringen.

Es geht darum, Lösungen zu finden und sich gegenseitig zu unterstützen.

Je stabiler du bist und je mehr du darauf vertraust, dass alles gut wird, desto besser! Schließlich geht es um DEINE Gesundheit! Und dein LEBEN!

Also, los geht's ....

Notfall-Schnellplan

Ich habe lange überlegt, ob ich das so schnell machen soll und ja, weil ich davon überzeugt bin, dass du schnelle Hilfe brauchst und die Tipps auch schnell und ungeschminkt umsetzen wirst.

Woher ich das weiß? Weil meine Kunden immer dann zu mir kommen, wenn „die Kacke am Dampfen ist“. Entschuldige, dass ich so direkt bin, aber in dieser Phase ist Real Talk angesagt. Und ich habe dir versprochen, dass du Zeit, Geld und Nerven sparst!

Also, du bist krank geworden oder hattest einen Unfall, dann überprüfe, ob du eine Unfallversicherung und/oder eine Berufsunfähigkeitsversicherung hast. Die Berufsunfähigkeitsversicherung ist oft in einer Lebensversicherung versteckt. Bitte sieh in deinen Unterlagen nach. Jetzt ist es wichtig, dass du dir einen Überblick über deine Verträge verschaffst. Was ist da und was fehlt.

Wenn du einen Unfall hattest (auch wenn es sich nur um einen kleinen Unfall handelt), melde ihn unbedingt deiner Unfallversicherung, denn Spätfolgen können auch noch in 20 Jahren auftreten. Bei vielen Unfallversicherungen gilt auch ein „Zeckenbiss“ als Unfall! Bitte auch diesen melden, wegen später auftretender Borreliose.

Bei Erkrankungen wie z. B. Rheuma, Diabetes, Bandscheibenvorfall, Depressionen, Burnout etc. prüfe bitte für dich selbst, ob diese länger als 6 Wochen bzw. 6 Monate andauern können. Frage dazu deinen behandelnden Arzt.

Höre in dich hinein, ob der Arzt dir wohlgesonnen ist, das ist wichtig! Wenn du längere Zeit mit ihm zusammenarbeitest, ist das existenziell! Du kannst dir jederzeit eine Zweitmeinung einholen, wenn dein Bauchgefühl dir etwas anderes sagt.

Warum 6 Wochen/6 Monate? Nach 6 Wochen bekommst du sogenannte Lohnersatzleistungen wie Krankengeld oder Verletztengeld (bei einem Arbeitsunfall). Danach bekommst du nur noch 60–70 % deines vorherigen Lohns/Gehalts/Selbstständigen Einkommen (wenn du freiwillig versichert bist). Als Selbständiger (Privatversicherter) prüfe bitte, ob du nicht schon vorher Anspruch auf Krankentagegeld hast, oder als Arbeitnehmer eine Krankentagegeldversicherung abgeschlossen hast. Als freiwillig Versicherter bei einer gesetzlichen Krankenkasse kannst du diese Zeiträume wählen. Viele halten an den 6 Wochen fest, es gibt aber auch andere Möglichkeiten.

Solltest du feststellen, dass dir irgendwo Leistungen zustehen, dann rufe sofort bei deiner Krankenkasse/Versicherungsmakler an und melde deinen Fall. Wichtig! Wenn du telefonierst, schreibe immer Datum, Uhrzeit und die Person auf, mit der du telefoniert hast. Das ist wichtig, weil Fehler im System passieren können und das kann Konsequenzen für dich haben, nicht für den Mitarbeiter! Um den Karren irgendwie aus dem Dreck ziehen zu können, brauchst du oder ein Berater (wie z. B. ich) /Anwalt diese Daten.

Du hast dir einen Überblick verschafft? Super!

Mir ist bewusst, dass du im Moment schwach bist, deshalb bitte jemanden um Hilfe, der diese Dinge für dich regeln kann. Vielleicht mit einer Vollmacht.

Du denkst vielleicht auch, was will sie von mir, ich kann das jetzt nicht. Ich habe volles Verständnis für dich, glaube mir, aber es einfach laufen zu lassen, wäre fatal!

Zur Berufsunfähigkeit komme ich später. Hier ist es wichtig zu schauen, ob diese überhaupt vorhanden ist. Und wenn du so schwer erkrankt bist (oder einen Unfall hattest) und jetzt schon weißt, dass du länger als 6 Monate krank sein wirst, dann solltest du auch hier schon deinen Fall, der Versicherung melden/schildern. Denn bei manchen Berufsunfähigkeitsversicherungen besteht ein Anspruch auf eine Rente, wenn bestätigt wird, dass du länger als 6 Monate krank sein wirst. Deshalb ist ein guter Kontakt zu deinem behandelnden Arzt so wichtig. Und somit schließen sich hier schon die ersten Kreise.

Wenn sich einer quer stellt, bekommst du kein Geld. Dann hast du es noch schwerer als ohnehin schon.

Sei schlau und bleibe freundlich.

Und denk immer daran, dass die gesetzlichen Versicherungen nichts mit den Vertragsbedingungen der privaten Versicherungen zu tun haben. Die haben ihre eigenen Regeln.

Ein Phänomen in diesem Prozess ist, dass du immer „freitags“ unangenehme Post bekommst. Oft frage ich mich, ob die das mit Absicht machen. Denn dann hat man sich bis Montag wieder etwas beruhigt. Deshalb würde ich diese Post auch erst am Montag öffnen, damit du dir nicht das ganze

Wochenende mit diesem toxischen Thema vermiest. Denn wir hatten auch von der „Zeit“ gesprochen. Es handelt sich um deine „Lebenszeit“. Und jetzt ist es umso wichtiger darauf zu achten, dass diese Zeit, für dich, gut genutzt wird.

Also mein ultimativer Tipp, wenn du gefühlt unangenehme Post bekommst, dann atme erst einmal tief durch. Oder wenn du jemanden wie mich an deiner Seite hast, ruf ihn an. Und ich hoffe, dass du wenigstens jemanden anrufen kannst, der dich beruhigen kann.

Eigentlich hättest du jetzt bei deiner Krankenkasse/Versicherung Dampf ablassen können, aber das geht ab Freitagmittag nicht mehr „versprochen“ :).

Und ganz ehrlich, für den Prozess ist es besser, wenn du „ruhig“ an die Sache herangehst. Denn mit der Wut/Angst verschwindet die Intelligenz. Kennst du das sicher auch aus anderen Situationen?

Es ist sehr wichtig, diese Dinge für dich zu klären. Denn früher oder später wirst du in die Situation kommen, in der du diese Informationen brauchst! Und dann solltest du sie einfach parat haben.

Jetzt kannst du erst einmal durchatmen.

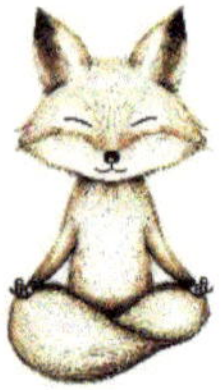

Dafür habe ich dir ein paar lustige, provokante Denkanstöße gegeben. Damit die Themen wieder etwas lockerer werden.

<u>SHORTY</u>

Machen Ärzte gesund? Und will das System das?

Diese Frage habe ich mir irgendwann gestellt, weil ich, egal, wie oft ich zum Arzt ging, nicht gesund wurde. Es wurde eher schlimmer. Wegen der Nebenwirkungen wurde die Liste der Medikamente immer länger. Bis ich auf eine Satire gestoßen bin, wo ich mir genau diese Frage gestellt habe.

Vielleicht ist es dir noch nicht aufgefallen, aber ich bin darauf spezialisiert, mich selbst nicht ganz ernst zu nehmen, weil ich dann gefühlt besser damit umgehen kann.

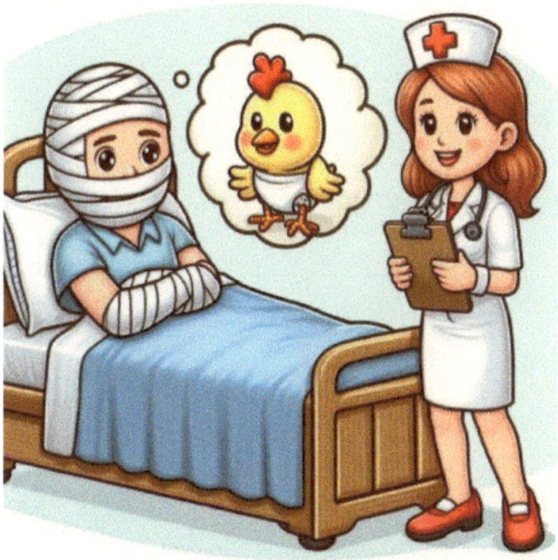

Bitte mach regelmäßig Pausen, um den Kopf freizubekommen. Dafür sind diese Shortys da.

Kläre die Dinge für dich und lies dann weiter!

Checkliste 1 (kreuze an):

	Ja	*Nein*
Berufsunfähigkeitsversicherung		
Unfallversicherung		
Krankentagegeld (Unfallversicherung oder private Krankenversicherung)		
Länger als 6 Wochen krank		
Länger als 6 Monate krank		
Geprüft, ob du irgendwo private Leistungen bei Krankheit/Unfall bekommst		

TIPP – laufende Kredite und Krankengeldbezug:

Wenn du laufende Kredite zu tilgen hast und jetzt schon weißt, dass du länger als 6 Wochen krank sein wirst und Krankengeld/Verletztengeld bekommst, dann melde das gleich der Versicherung, die an deinen Kredit gekoppelt ist. Heutzutage hängt an den meisten Krediten eine sogenannte Ausfallversicherung dran, die du ganz heimlich mit bezahlst. Dann fallen nämlich die Raten weg, da diese deine Versicherung weiterbezahlen muss. Eine große Erleichterung im Fall von Kranken-/Verletztengeldbezug. Viele vergessen das! Aber du nicht!

Nun zurück zu dir. *Du bist längere Zeit krank und rutscht ins Krankengeld:*

Dumm nur, dass du weniger Geld bekommst, aber jede Krankheit viel Geld kostet. Deshalb ist der Kontakt zu deiner Krankenkasse sehr wichtig, damit du keine Fristen verpasst, wie zum Beispiel das Einreichen von Formularen.

GAAAAANNNNZZZZ Wichtig ist, dass du nach den 6 Wochen „keine" Arbeitsunfähigkeitsbescheinigung mehr brauchst, sondern einen „AUSZAHLSCHEIN"!

Du solltest aber dennoch den Kontakt zu deinem Arbeitgeber nicht abbrechen, weil dieser keine Informationen mehr über die Dauer der Arbeitsunfähigkeit von der Krankenkasse bekommt.

Deshalb ist der Arzt, mit dem du arbeitest, umso wichtiger!!! Oder die Arzthelferinnen. Oft wollen oder können sie diese extrem wichtigen Formulare nicht ausstellen. Frag mich nicht, warum. Aber letztendlich musst du darauf bestehen und Lösungen finden.

Denn wenn du den AUSZAHLSCHEIN nicht rechtzeitig abgibst, wird die Krankenkasse dir die Auszahlung deines Krankengeldes - und jetzt genau lesen - ERSATZLOS!!!! Streichen!

Ich habe viel Zeit in die Recherche gesteckt und mir ganze Urteile und Fälle angeschaut, weil ich der Meinung bin, dass der Versicherte hier wirklich allein gelassen wird. Du wirst keine Chance haben, das nicht ausbezahlte Krankengeld vor Gericht einzuklagen!!! Das kann dich bis zu 5 Jahre verlorene „Zeit" kosten. Und du wirst mit Sicherheit noch kränker, denn die psychische Belastung eines Verfahrens vor dem Sozialgericht ist immens. Spare dir diese Kraft für andere Prozesse.

Wenn du dir nicht sicher bist, wann du den Auszahlschein abgeben musst, dann frage bei deiner Krankenkasse nach. Aber Vorsicht!!!!! Bitte, bitte, bitte notiere dir den Tag, die Uhrzeit und die Person, mit der du telefoniert hast!

Eine wahre Geschichte:

Ich hatte vor kurzem den Fall, dass eine Mitarbeiterin der Krankenkasse, die Versicherte beruhigt hat, es sei alles in Ordnung, aber an diesem Tag dieser ominöse Auszahlungsschein hätte abgegeben werden müssen.

Sie rief mich fast weinend an, dass sie jetzt 1 Monat kein Krankengeld bekommen hat und auch nicht mehr bekommen wird.

Dass es sich damit um eine höhere Summe gehandelt hat, muss ich, glaube ich, nicht erwähnen.

Ich ging dann mit ihr auf die Suche nach der „Stecknadel im Heuhaufen". Ich habe jede Situation mit ihr durchgesprochen. Und wir haben die Nadel gefunden. JAY!!!!

Du hast nur die Möglichkeit mit Strategie solche „Herausforderungen" zu lösen.

Ich habe sie gebeten, „freundlich" bei der Krankenkasse anzurufen und nachzufragen, mit wem sie wann und wie lange telefoniert hat.

Nicht auf Fragen eingehen, warum du das Wissen willst, denn es sind deine Daten und du hast das Recht, danach zu fragen. Aber bitte nie mit Druck an die Sache herangehen. Der „Schuss geht nach hinten los". Sie hat die ganzen Daten bekommen. Aber bitte nicht darauf ausruhen, denn es kann auch mal passieren, dass man die Daten eben nicht bekommt.

Ich habe Sie dann gebeten, die Teamleiterin anzuschreiben und ihr den Fall „schriftlich" zu schildern. Es wäre auch gut, vorher telefonisch Kontakt mit der Teamleiterin aufzunehmen, damit sie gleich weiß, mit wem sie es zu tun hat. Und immer auf der Ebene bleiben, Lösungen finden zu wollen, die für beide Seiten stimmig sind.

Meine Klientin hat dann ein nettes Schreiben aufgesetzt, mit der Bitte um Überprüfung ihres Falles, weil „das und das" schiefgelaufen ist und sie nun um Überprüfung ihres Falles bittet, damit sie ihr Krankengeld doch noch bekommt.

Offen gesagt ist es eine 50/50 Situation, aber wenn du nicht emotional extrem aus der Rolle fällst, steigen die Chancen enorm. Das schaffst nur du!

Die Krankenkasse prüfte ihren Fall 3 Wochen lang und zahlte ihr dann das Krankengeld, kurz vor Weihnachten, doch noch aus.

Was ich damit sagen will, wenn du nicht die „Nadel im Heuhaufen" findest, sei es bei der Krankenkasse oder beim Arzt, dann hast du vor Gericht keine Chance!!!

Und alles, was du einmal emotional herausgelassen hast, wird auch in deiner Krankenakte vermerkt werden, und du wirst es vor Gericht schwer haben. Arbeite mit dem System, nicht gegen das System, fordere deine Rechte „sanft" ein! Das geht - glaub mir!

Hier mal ein Gesetzesbeispiel, wie kniffelig das ganze System ist:

Sozialgesetzbuch (SGB) Fünftes Buch (V) - Gesetzliche Krankenversicherung - (Artikel 1 des Gesetzes v. 20. Dezember 1988, BGBl. I S. 2477)
§ 49 Ruhen des Krankengeldes

(1) Der Anspruch auf Krankengeld ruht,

> solange die Arbeitsunfähigkeit der Krankenkasse nicht gemeldet wird; dies gilt nicht, wenn die Meldung innerhalb einer Woche nach Beginn der Arbeitsunfähigkeit oder die Übermittlung der Arbeitsunfähigkeitsdaten im elektronischen Verfahren nach § 295 Absatz 1 Satz 10 erfolgt.

Aus der Regelung des § 49 Abs. 1 Nr. 5 SGB V folgt grundsätzlich, dass der Versicherte binnen Wochenfrist die Arbeitsunfähigkeit seiner Krankenkasse zu melden hat und die Folgen der verspäteten Meldung von ihm zu tragen sind, auch wenn ihn kein Verschulden an der verspäteten Anzeige trifft!!!!!!

Was bedeutet das? Und das ist wirklich radikal.

Geht der Auszahlschein z. B. auf dem Postweg verloren, oder kommt zu spät bei der Krankenkasse an, wird kein Krankengeld ausgezahlt. Punkt!

Das ist hart! Ich stehe damit voll im Widerstand, aber es ist rechtlich so geregelt. Ich darf gar nicht aussprechen, wie ich darüber denke.

Übertrieben gesagt, müsstest du den Auszahlschein „persönlich“ bei der Krankenkasse abgeben und ein Bild mit dir und der Mitarbeiterin bei der Krankenkasse machen, wo auch der Auszahlschein abgebildet ist. Denn er könnte ja auch bei der Krankenkasse verloren gehen.

Ich war schon so weit, dass wenn Auszahlscheine in den Briefkasten geworfen wurden, ich gesagt habe, sie sollen unter Zeugen den Auszahlschein einwerfen.

Denn laut diesem Paragraphen, haftet der Versicherte auch, wenn der Brief auf dem Post weg verloren geht, auch wenn es per Einschreiben geschickt wurde. Wenn dann nur Einschreiben mit Rückantwort.

Wenn der Auszahlschein vom Arzt an die Krankenkasse geschickt wird, und dieser geht auf dem Postweg verloren, zieht der Versicherte den Kürzeren.

Ich empfehle dir etwas Positives für deine Psyche zu tun!!! ATMEN

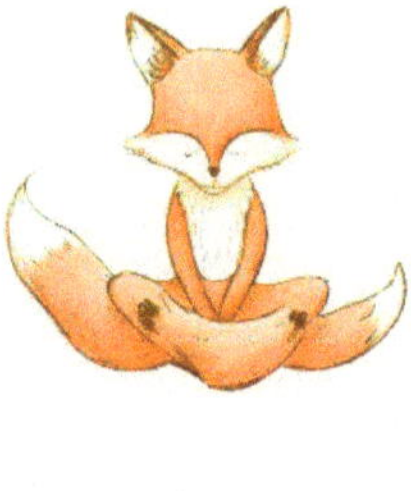

SHORTY:

Patient = Pharma-Kunde?

Ich weiß, wie provokant das klingt, aber es ist „nur" eine Frage. Mit welchem Gefühl verlässt du als Patient die Arztpraxis? Irgendwann hatte ich das Gefühl, dass ich als Patient mit einem Rezept für ein Medikament erst einmal zufriedengestellt bin. Ich hatte den Schrank voll davon. Habe ich alle genommen? Am Anfang ja, aber irgendwann hörst du auf, weil du merkst, dass es dich nicht weiterbringt.

Verstehst du, was ich meine? Als Patient komme ich mir manchmal wirklich vor wie ein Offline-Kunde in der Apotheke. 3 Fliegen mit einer Klappe: Arzt glücklich, Patient glücklich, Pharmaindustrie glücklich. Aber wie lange?

Hier noch ein kleiner Denkanstoß, schau dir, die Definition von Patienten an (siehe Quellenangaben):

*Als **Patient** bzw. **Patientin** (patiens ‚leidend, erduldend von pati, leiden, erdulden') wird ein Mensch bezeichnet, der ärztliche Dienstleistungen oder Dienstleistungen anderer Personen, die eine Heilbehandlung durchführen, in Anspruch nimmt ...*

Weiter geht´s

Ich habe ein paar Fristen angesprochen und andere wichtige Themen, auf die ich nun eingehe:

Was ist mit den 6 Monaten?

Alles, was länger als 6 Monate dauert, wird als „chronisch krank" eingestuft. Und wenn du jetzt schon weißt, dass du länger als 6 Monate krank sein wirst (oder diese Krankheit in Zukunft haben wirst), hast du die Möglichkeit, prüfen zu lassen, ob du von deiner privaten Berufsunfähigkeitsversicherung eine monatliche Rente bekommen kannst. Das würde deinen finanziellen Druck deutlich verringern.

Wenn du dir bei deiner privaten Unfall-/Berufsunfähigkeitsversicherung unsicher bist, was die Fristen betrifft, dann frage deinen Versicherungsvertreter oder rufe direkt bei der Versicherungsgesellschaft an.

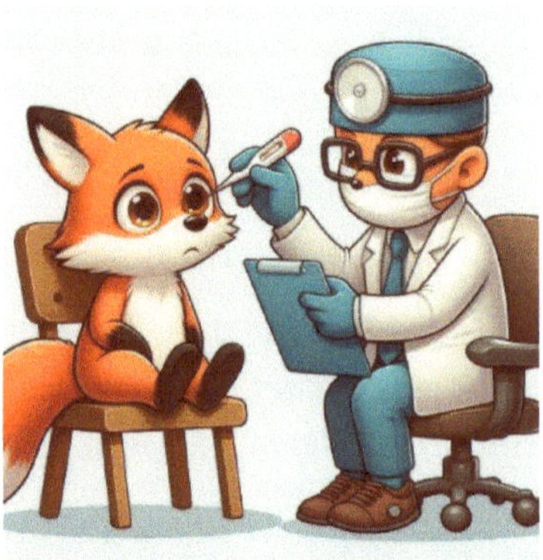

Achte auch hier darauf, dass du das Datum, die Uhrzeit und den Namen der Person notierst. Noch besser ist es, wenn du dir die Informationen noch einmal per E-Mail zuschicken lässt. Sicher ist sicher. Denn das geschriebene Wort zählt im Ernstfall mehr als das gesprochene.

Antrag auf Schwerbehinderung - WICHTIG

Prüfe, ob deine Erkrankung/dein Unfall so schwerwiegend ist, dass du für den Rest deines Lebens bleibende Einschränkungen haben wirst. Denn dann ist es sehr wichtig, einen Antrag auf Schwerbehinderung zu stellen!

Und auch hier bitte keine falsche Eitelkeit. Das ist nicht schlimm und bringt dir unterm Strich sogar mehr Rechte und Vorteile! Warum unterm Strich? Weil du mit einer Behinderung „immer" einen Steuerfreibetrag (monatlich/jährlich) bekommst und da kommt „unterm Strich" einfach mehr raus.

Und mit 50% Schwerbehinderung hast du einen Kündigungsschutz beim Arbeitgeber und 3 Tage mehr Urlaub/Jahr obendrauf. Bei 70% sind das sogar fünf Tage. Das kannst du beim Arbeitgeber und bei deiner Einkommenssteuererklärung angeben. Du kannst damit tatsächlich Steuern sparen.

Kleiner zusätzlicher Steuertipp:

Bitte hebe alle Belege auf, die im Zusammenhang mit deiner Krankheit/Unfall stehen. Schreibe sogar die Arzttermine auf und berechne die gefahrenen Kilometer (Hin- und Rückfahrt). Denn als Schwerbehinderter kannst du deine Ausgaben als „besondere Belastung" geltend machen.

Du könntest die Belege auch bei deiner Krankenkasse einreichen, denn es gibt die 1%-Regelung für chronisch Kranke. Dort wird eine Belastungsgrenze von 1% deines Jahreseinkommens festgelegt. Und was darüber ist, bekommst du erstattet. Das ist aber sehr aufwendig und ich würde es vorziehen, die Belege mit den Kilometern bei der Einkommensteuererklärung einzureichen.

Krankheit kostet eben Geld!

Thema Schwerbehinderung:
Wichtig! Wenn du so schwer erkrankt bist, dass du dauerhaft Rente bekommst, ist es sehr wichtig, dass du eine Schwerbehinderung von 50 Prozent anerkannt bekommst. Im Rentenverfahren ist das so wichtig, dass du bei nur 40% Widerspruch einlegen und gegebenenfalls vor dem Sozialgericht klagen solltest. Also bitte schau, ob du eine private Rechtsschutzversicherung hast, die das Sozialrecht mit ein schließt. Denn es ist üblich, dass es hier zu Gerichtsverfahren kommt, weil die Versorgungsämter das genau wissen und - ich weiß nicht, warum - es dir damit schwer machen wollen.

Wo bekomme ich diese Anträge? Direkt beim Versorgungsamt (ist dem Landratsamt angegliedert), bei deiner Stadtverwaltung oder auch im Internet zum Download unter Antrag auf Schwerbehinderung

(Wichtig! Immer das Bundesland angeben, da jedes Bundesland ein anderes Formular „kreiert“ hat).

Gibt es in deinem Antrag auf Schwerbehinderung ein Kästchen, in dem du ankreuzen kannst, dass „alle“ Erkrankungen bei der Beurteilung berücksichtigt werden sollen? Dann kreuze bitte unbedingt JAAAA an.

Vielleicht hast du nicht alles auf dem Schirm, aber das wäre für eine Schwerbehinderung sehr wichtig.

Das Ganze ist aufwendig, aber es lohnt sich!

Denn bei allen folgenden Anträgen wie z. B. Reha, Pflegegeld, Berufsunfähigkeit usw. wird immer gefragt, ob schon ein Antrag auf Schwerbehinderung vorliegt oder gestellt wurde. Wichtig ist, dass man hier JA ankreuzen kann.

Und hier bitte geduldig sein, es kann bis zu 6 Monate dauern, bis überhaupt ein Bescheid kommt.

Du denkst wahrscheinlich OMG, was soll ich denn jetzt machen? Ich bin mit meiner Krankheit/Unfall schon überfordert.

Da stimme ich dir uneingeschränkt zu. Aber dass es einfach ist, davon habe ich nichts gesagt. Es lohnt sich in jedem Fall.

Und glaub mir, ich wäre froh gewesen, wenn ich diese Tools gehabt hätte, denn ich durfte sie mir auch erarbeiten, mit allen Höhen und Tiefen.

Vor diesen Tiefen möchte ich dich bewahren.

So sieht das aus! Steht direkt unter den Gesundheitsfragen und kann leicht übersehen werden. Das haben aber nicht alle Bundesländer, bitte beachten, das ist mit das wichtigste Feld. Und lieber mehr reinschreiben als zu wenig. Ggf. ein Extrablatt anhängen und/oder Arztberichte.

2. Soll Ihr Antrag **alle Gesundheitsstörungen**, die sich aus den ärztlichen Unterlagen ergeben - auch wenn sie unter II.1 von Ihnen nicht aufgeführt wurden – umfassen?

Ja ☐ Nein ☐

Wir empfehlen Ihnen, Ihren behandelnden Arzt über den Antrag zu unterrichten. Beachten Sie bitte, dass die nicht zu berücksichtigenden Gesundheitsstörungen auch nicht in die Bewertung des Grades der Behinderung einbezogen werden können.

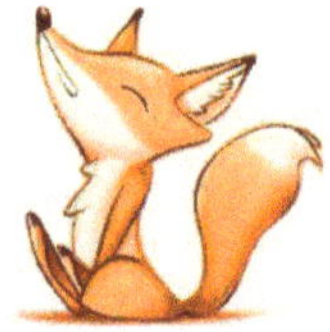

Das Krankengeld wird für maximal 30 Tage/Monat gezahlt, egal wie viel Tage der Monat tatsächlich hat.

Was, wenn die Erkrankung mehrmals innerhalb von 6 Monaten auftritt?

Was die Meisten nicht wissen ist, dass wenn du „wegen derselben Erkrankung“ innerhalb von 6 Monaten mehrmals Arbeitsunfähig warst, diese Tage zusammengerechnet werden. Solltest du innerhalb dieser 6 Monate auf über „insgesamt“ 42 Arbeitsunfähigkeitstage kommen, bekommst du ab dem 43. Tag Krankengeld.

Ein neuer Anspruch auf Lohnfortzahlung besteht erst dann wieder, wenn 6 Monate zwischen der letzten und neuen Arbeitsunfähigkeit, wegen derselben Erkrankung, liegen.

Keine Lohnfortzahlung bei neuem Beschäftigungsverhältnis:

Beginnst du ein neues Arbeitsverhältnis und wirst innerhalb der ersten 4 Wochen krank, hast du „keinen“ Anspruch auf Lohnfortzahlung und auch nicht auf Krankengeld! Die ersten 4 Wochen gelten als „Wartezeit“.

Ist man z.B. in einem neuen Arbeitsverhältnis und hatte einen Unfall, wo man länger als 6 Wochen krank ist, dann zählt der Anspruch auf Lohnfortzahlung erst nach der Wartezeit von 4 Wochen. Das heißt, du würdest die ersten 4 Wochen kein Geld bekommen.

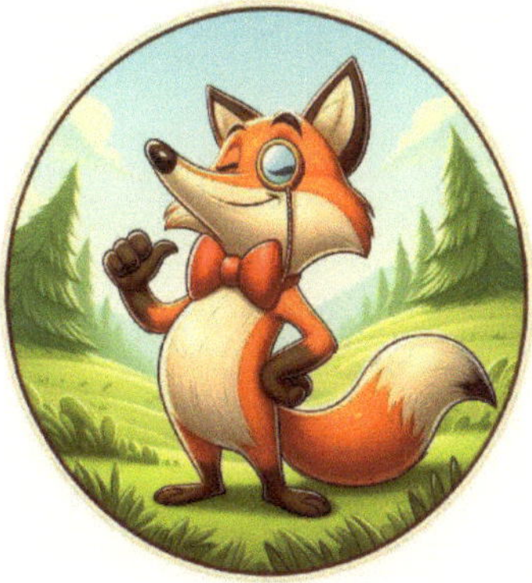

Bist du stolz auf dich?

Du hast es bis hierher geschafft und nicht aufgegeben. Dafür darfst du dir auf die Schulter klopfen. Du schaffst mehr als du glaubst!

Zwischenthema Öffentlicher Dienst:

Glückwunsch, dass du im öffentlichen Dienst arbeitest. Denn dann zahlst du, bewusst oder unbewusst, in eine sogenannte „Betriebsrente“ ein. Du solltest (wenn du es nicht schon weißt) mal einen Blick auf deine Gehaltsabrechnung werfen, ob dort etwas von Beiträgen zu einer ZfP oder VBL steht. Das sind die Pensionskassen des öffentlichen Dienstes. Wenn du in deinem gesamten Berufsleben schon 5 Jahre im öffentlichen Dienst gearbeitet hast, dann hast du Anspruch auf eine Betriebsrente wegen Erwerbsminderung.

Diese Betriebsrente ist an die Entscheidungen der Deutschen Rentenversicherung gekoppelt. Wird dir z. B. eine gesetzliche Erwerbsminderungsrente der Deutschen Rentenversicherung bewilligt, dann bekommst du nach Vorlage dieses Bescheides auch eine Rente aus deiner Betriebsrente.

Am besten besorgst du dir schon mal die Formulare bzw. erkundigst dich nach dem Ablauf und wie viel Erwerbsminderungsrente du zu erwarten hast.

Viel kannst du nicht erwarten, aber immerhin etwas mehr Rente. Auch die Altersrente steht dir später zu. Die Höhe entspricht etwa ⅓ der gesetzlichen Rente.

Das war jetzt meine Variante, um dich optimal auf den Krankengeldbezug mit allem Drum und Dran vorzubereiten.

Höhe des Krankengeldes

Jetzt kommt die nächste Herausforderung. Das Krankengeld wird immer „kalendertäglich“ gezahlt. Und zwar „nie“ im Voraus, sondern „immer“ rückwirkend (im Nachhinein). Du bekommst etwa 60-70 Prozent deines bisherigen Einkommens.

Beispiel: Du bekommst ab 07.02. Krankengeld in Höhe von 72,50 €/Tag, gibst am 21.02. einen Auszahlschein, den der Arzt am 21.02. ausgestellt hat, bei deiner Krankenkasse ab, dann bekommst du für 20 Kalendertage x 72,50 € = 1450 € abzüglich der Sozialversicherungsbeiträge (du zahlst Beiträge zur: Rentenversicherung, Arbeitslosen- und Pflegeversicherung = ca. 12 %).

1450 €

- 175 €

____

1275 €

Da du den Zahlschein am 21.2. abgegeben hast, dauert es 3–5 Tage, bis du das Geld auf deinem Konto hast. Wenn du den Auszahlschein an einem Freitag abgibst, hast du das Geld erst nächste Woche Donnerstag.

SCHOCK!!!!!

Wie oft habe ich diese fiesen Anrufe bekommen, wo Leute nach ihrem Krankengeld fragen. Und glaub mir, ich konnte immer die Verzweiflung am anderen Ende spüren. So soll es dir nicht ergehen. Deshalb ist Planung das A und O.

Warum ist das so? Das Krankengeld wird berechnet und zur Auszahlung vorbereitet, dann muss ein Teamleiter die Auszahlung freigeben. Ohne doppelte Absicherung wird nichts ausbezahlt. Das ist auch vollkommen legitim, weil Fehler vermieden werden sollen. Kontrollfunktionen sind schon wichtig. Denn alles rückgängig zu machen, macht die Sache nicht besser.

Bis die Auszahlung durch die Kontenmaschinerie gelaufen ist, vergeht sicher 1 Tag. Dazu kommen nochmal 2 Tage Bankweg, da die Konten bei den Zentralbanken liegen.

Das ist für viele schon wieder der Zeitpunkt für den nächsten Zahlschein.

Das Chaos ist für dich erst mal perfekt, weil du dein Geld nicht mehr am Monatsanfang/Monatsmitte bekommst, sondern stückchenweise. Aber deine Verpflichtungen laufen weiter.

Ich möchte dir Mut machen, deine Dinge zu organisieren. Du weißt jetzt, worauf es ankommt und kannst entsprechend reagieren.

Der SCHOCK über das niedrige Krankengeld:

Was die meisten nicht wissen, ist, dass vom Krankengeld auch noch die Sozialversicherungsbeiträge abgezogen werden. Da fallen viele erst einmal in ein Loch. Das ist verständlich. Wer sagt dir das?

Wenn du mit deinem monatlichen Nettokrankengeld (nach Abzug aller Beiträge) unter die Grundsicherung fällst, hast du noch die Möglichkeit, Wohngeld zu beantragen. Bei deiner Stadt/Gemeinde gibt es eine Wohngeldstelle, bei der du vorsprechen kannst.

Es ist sehr viel Gerenne und du denkst dir wahrscheinlich, wie du das Schaffen sollst? Dann tanke Kraft mit Entspannung, guten Gesprächen und lass dir aktiv helfen.

Apropos Hilfe:

Viele vergessen, dass sie eine Diakonie und/oder Caritas vor Ort haben. Wenn das jemand von diesen Kollegen liest, bitte nicht böse sein, aber ich habe gute Erfahrungen mit euch als Begleiter gemacht. Menschen aus sozial schwachen Gruppen brauchen euch und eure Unterstützung.

Alle anderen können sich Berater wie mich oder Anwälte leisten, die ihnen diese Last abnehmen.

Deshalb prüfe bitte, ob du eine Rechtsschutzversicherung inkl. Sozialversicherungsträger hast.

Checkliste 2 (kreuze an):

	Ja	Nein
Antrag auf Schwerbehinderung		
1% Regelung Antrag bei der Krankenkasse? wegen Zuzahlungsermäßigung		
Anspruch auf Wohngeld/Sozialhilfe		
Ratenversicherung bei laufendem Kredit		
Rechtsschutzversicherung inkl. Sozialversicherungsträger		

Medizinischer Dienst (MDK), Reha-Antrag nach § 51/1 SGB V, Mitwirkungspflicht

Nun hoffe ich, dass sich alles langsam einspielt. Doch damit nicht genug, es kommen neue Anforderungen auf dich zu. Denn deine Akte bleibt nicht unberührt. Es gibt einen MDK (Medizinischer Dienst der Krankenkassen), der sich deine Unterlagen anschaut, um eine Prognose abzugeben, wie lange du zum Beispiel arbeitsunfähig sein wirst.

Wenn deine Erkrankung schwerwiegender ist und deine Berufstätigkeit gefährdet sein sollte, hat die Krankenkasse das Recht, dich zu zwingen, einen Antrag auf Rehabilitation nach § 51/1 SGB V zu stellen.

Leider sind diese Briefe nicht so nett formuliert, denn da steht dann so etwas drin wie: Wenn Sie diesen Antrag nicht bis zum ... ausgefüllt einreichen, stellen wir ab dem ... die Krankengeldzahlung ein.

Wo kommt das her? Du hast eine Mitwirkungspflicht! Wenn du dich dem System widersetzt, kann dich das dein Krankengeld kosten - kein Witz!

Aber lass dir gesagt sein, so schlimm, wie es klingt, ist es nicht. Es könnte nur schöner verpackt sein.

Es ist sogar eine gute Sache! Mit dem Wissen von Heute würde ich sogar hingehen und fragen, ob ich nicht diesen Antrag nach § 51/1 stellen kann. Wenn ich das z. B. bei einer Beratung erkenne, dann empfehle ich meinen Klienten von sich aus einen Reha-Antrag zu stellen. Denn die „Zeit“ geht schneller herum als gedacht. Und du hast nur 78 Wochen

Anspruch auf Lohnersatzleistungen (z. B. Krankengeld). Später dazu mehr.

Denn dieser „Reha-Antrag", ist nicht nur ein „Reha-Antrag", sondern in der Reha wird geprüft, ob du dem Arbeitsmarkt noch zur Verfügung stehst oder nicht. Und wenn ja, wie viele Stunden/Tag?

Du sollst in der Reha so rehabilitiert werden, dass du dem Arbeitsmarkt wieder zur Verfügung stehst. Und da, wie schon erwähnt, Krankengeld nur 78 Wochen gezahlt wird, sind schnelle Lösungen gefragt. Die Deutsche Rentenversicherung macht das an sich sehr gut.

Rente wegen teilweiser Erwerbsminderung/Rente wegen voller Erwerbsminderung

Es gibt die Möglichkeit einer „Teilrente". Was ich nicht schlecht finde. Denn von jetzt auf gleich nur noch zu Hause zu sein, ist schon ein komisches Gefühl. Ein Dauerzustand ist für viele kaum tragbar und man möchte doch wieder arbeiten. Ein Minijob zur Rente, das geht in der Regel immer. Es sei denn, deine Rente ist zu hoch.

Oder man bekommt eine Umschulung angeboten. Was ich persönlich bei der Rentenversicherung sehr gut finde, da du mehr Kosten (unter anderem Fahrtkosten) erstattet bekommst. Denn jeder, der eine abgeschlossene Berufsausbildung hat, hat Anspruch auf eine Umschulung über die Deutsche Rentenversicherung.

Was vielfach gemacht wird, ist, dass du in eine „Maßnahme zur Teilhabe am Arbeitsleben" gesteckt wirst. ACHTUNG! Das ist eine Unterschrift, die ich gar nicht gut finde. Denn diese Unterschrift hat Folgen, denn sie beeinflusst ein Rentenverfahren massiv.

Wenn du dich in einer „Maßnahme zur Teilhabe am Arbeitsleben" befindest (das ist keine Umschulung!) und dich dann doch für eine Erwerbsminderungsrente entscheidest, dann steht dir diese Maßnahme im Weg. Denn die Maßnahme verhindert, dass dein Rentenantrag bearbeitet wird. Klingt gruselig? Ist es auch. Willkommen im Land der unbegrenzten Möglichkeiten.

Es gibt auch Umschulungen über das Arbeitsamt, wenn du aus dem Renten-/Krankengeldbezug herausfällst. Ich finde eine

Umschulung über die Rentenversicherung besser, weil ich da bessere Erfahrungen gemacht habe. Aber das ist meine persönliche Meinung. Ich lasse mich gerne vom Gegenteil überzeugen.

Ein wesentlicher Vorteil ist einfach, dass die Leistungen der Rentenversicherung (z. B. Übergangsgeld) höher sind als Krankengeld oder Leistungen über das Arbeitsamt. Wenn du aus dem Bauch heraus eine Umschulung anstrebst, dann nimm die Reha als Chance, sie dort schon in die richtigen Bahnen zu lenken.

Wenn du dir im Klaren bist, wo du hinwillst, hast du es im gesamten Prozess leichter.

Ich möchte auch kurz darauf eingehen, dass ich es erschreckend finde, wie viele junge Menschen „ohne" Ausbildung ins Berufsleben einsteigen, einfach „nur" um Geld zu verdienen. Das finde ich nicht in Ordnung, weil man sich damit die Möglichkeit der Umschulung nimmt. Es gibt andere Möglichkeiten, aber immer mit finanziellen Einbußen.

Vorsicht beim Übergangsgeld und 78 Wochen Krankengeldbezug!

Die Leistungen der Deutschen Rentenversicherung werden „IN" den Zeitraum von 78 Wochen (so lange wird maximal Krankengeld gezahlt) „MIT" angerechnet! Viele glauben, dass das etwas anderes ist und die Zeit (wie beim Fitnessstudio) hinten angestellt wird.

Der Vergleich mit dem Fitnessstudio soll etwas provokant sein, da ich selbst auch weiß, dass ich aufgrund meiner Erkrankung nicht trainieren konnte, der Vertrag im Fitnessstudio so lange ruhte, aber die ganze Zeit hinten drangehängt wurde.

Also behalte die 78 Wochen im Auge, denn die „Zeit" vergeht schneller als dir lieb ist.

Jetzt hast du einen groben Überblick, worauf du achten darfst. Und was dich erwartet.

Doch jeder Fall ist so individuell wie du als Mensch. Jeder Mensch hat seine eigene Geschichte und seine eigene Art - und so entstehen auch die unterschiedlichsten Geschichten.

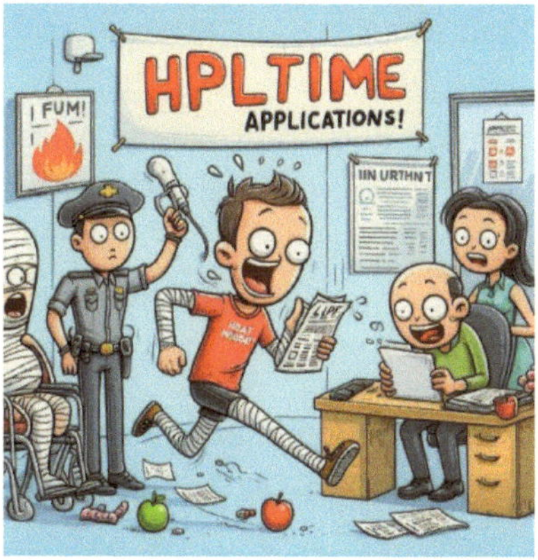

Sozialversicherung in Deutschland besser verstehen

In diesem Buch geht es auch um deine Absicherung im Krankheitsfall oder bei Berufsunfähigkeit.

Was ist zu tun und welche Möglichkeiten gibt es?

Die Sozialversicherung besteht aus mehreren gesetzlichen Versicherungen (Kranken-, Renten-, Arbeitslosen- und Pflegeversicherung). Man kann sich auch privat absichern, d. h. man sorgt selbst dafür (z. B., wenn man selbstständig ist oder über der sogenannten Jahresarbeitsentgeltgrenze liegt), dass man gut abgesichert ist, entweder in Form einer entsprechenden Versicherung oder indem man Rücklagen bildet, von denen man später auch leben kann, wenn etwas passiert.

Die gesetzliche Sozialversicherung umfasst verschiedene sogenannte „*Lohnersatzleistungen*", wie z:

Krankengeld von der Krankenkasse, Verletztengeld von der Berufsgenossenschaft, bei Arbeitsunfällen, Übergangsgeld vom Rentenversicherungsträger, bei Rehabilitation, Umschulungsmaßnahmen etc. sowie vom Arbeitsamt Arbeitslosengeld bei Arbeitsunfähigkeit, das nach Aussteuerung aus dem Krankengeld (Ablauf von 78 Wochen) gezahlt wird.

Eine dieser „Lohnersatzleistungen" setzt nach sechs Wochen Krankheit ein. Die Lohnfortzahlung erfolgt dann nicht mehr durch den Arbeitgeber, sondern durch den zuständigen Sozialversicherungsträger.

Nach dem Krankengeld, wenn keine Arbeit mehr möglich ist, gibt es ebenfalls mehrere Möglichkeiten. Es gibt die gesetzliche Erwerbsminderungsrente, die von der Deutschen Rentenversicherung gezahlt wird. Es gibt die Rente der Berufsgenossenschaft, die z. B. nach einem schweren Arbeitsunfall gezahlt wird. Außerdem gibt es die private Berufsunfähigkeitsversicherung, bei der man selbst Beiträge anspart und im Falle einer Krankheit oder eines Unfalls Leistungen in Form einer Rente erhält. Eine private Erwerbsminderungsrente wird immer zusätzlich zur gesetzlichen Rente gezahlt. Das Verfahren ist ähnlich und oft an das einer gesetzlichen Rente gekoppelt, kann aber bereits ab einer Erwerbsminderung von 50 % beantragt werden. Ohne dass ein Rentenverfahren bei einer gesetzlichen Versicherung läuft.

Grundsätzlich bin ich der Meinung, dass man in sich hineinhorchen sollte, um dann zu entscheiden, ob ein Rentenantrag für einen infrage kommt oder nicht. Nicht warten, bis ein Amt entscheidet, sondern selbst aktiv werden. Und wenn du dir nicht sicher bist, dann hole dir Hilfe von Beratern. Es gibt Sozialberatungsstellen (Diakonie, Caritas etc.), die dir auch in so einem Fall weiterhelfen können.

Was man auch nicht vergessen darf, sind die Beamten, und die Angestellten im öffentlichen Dienst. Diese zahlen oft in eine sogenannte „Betriebsrente“ ein. Da zahlt der Staat einen kleinen Teil und der Arbeitnehmer selbst. Im Falle einer Erwerbsminderungsrente zahlt auch diese Einrichtung (VBL oder ZfP) eine monatliche Rente. Später dann zusätzlich zur Regelaltersrente auch eine Altersrente aus dieser Betriebsrente.

Nicht nur der öffentliche Dienst bietet solche Betriebsrenten (unter anderem eine BAV (Betriebliche Altersvorsorge)) an, die während der Beschäftigung steuerlich begünstigt sind. Bei einem Wechsel des Arbeitgebers kann diese Versicherung auf den neuen Arbeitsplatz übertragen werden oder man zahlt selbst Beiträge in diese Rente ein. Der Nachteil dieser betrieblichen Altersvorsorge (kurz BAV) ist, dass bei Auszahlung der Rente rückwirkend Steuern, Kranken- und Pflegeversicherungsbeiträge fällig werden. Die Besteuerung erfolgt spätestens mit dem nächsten Lohnsteuerjahresausgleich, je nach Finanzamt auch sofort. Und die Beiträge zur Kranken- und Pflegeversicherung werden für die nächsten 10 Jahre monatlich fällig. Deshalb rate ich aus meiner Erfahrung von solchen "BAV's" ab. Denn das böse Erwachen kommt zu Beginn der Altersrente.

Sich privat „richtig“ abzusichern ist daher ein großer Vorteil und eine gute Möglichkeit, das Risiko zu minimieren. Es gibt immer eine Möglichkeit, sich ein entsprechendes Kapital (z. B. über ein Depot) aufzubauen, Rücklagen zu bilden, mit denen man ein passives Einkommen erzielen kann. Wenn du diesen Weg gehen willst, hier ein Impuls von mir:

Frag Leute, die da sind, wo du hinwillst!

Harvay Mackay *(siehe Quellenhinweis)*

Das heißt, schau, ob diese Person finanziell frei ist und ob du dir sicher sein kannst, dass sie die Wahrheit sagt. Und noch eine etwas provokantere Frage: Ist dein Bankberater finanziell frei? Oder ist er verpflichtet, die Produkte der Bank zu verkaufen? Denk mal drüber nach.

Sorgen minimieren:

Oft ist es auch so, dass das Geld nicht reicht, um die entsprechenden Rücklagen zu bilden, aber ich will es einfach angesprochen haben. Unser Renten- und Sozialsystem ist sehr komplex, nicht umsonst schreibe ich dieses Buch.

Ich kenne so viele Menschen, die in so einer Situation Schwierigkeiten haben. Und nicht wissen, wo sie überall Leistungen bekommen können.

Eigentlich ist es die Aufgabe der Krankenversicherung, dich im Krankengeldbezug so zu begleiten, dass man langfristige Lösungen für dich findet. Auch hier ist Eigenverantwortung gefragt, d. h. verlasse dich nicht nur auf den Berater, sondern frage nach, wenn du kein gutes Bauchgefühl hast. Lass dir Aussagen und Fristen bestätigen, am besten schriftlich.

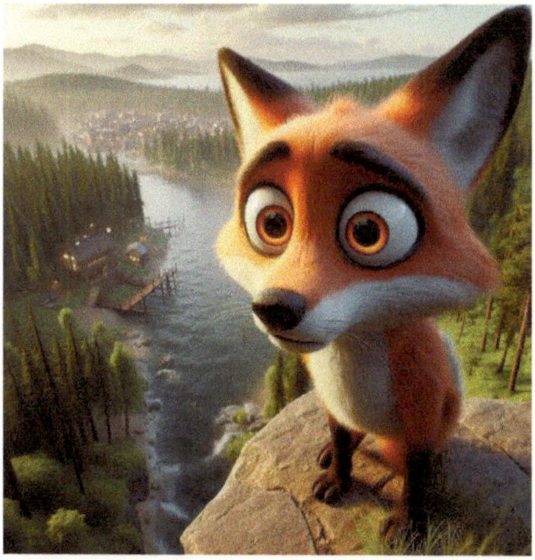

Schaffe Distanz zu deinen Sorgen – damit gibst du ihnen die Chance, kleiner zu werden.

Eigenverantwortung gefragt!

Je mehr Eigenverantwortung du übernimmst, desto schneller und besser erreichst du deine Ziele!

Rechtsschutzversicherung mit Sozialversicherungsrecht

Wenn du dich ganz auf das System verlässt, wird es schwierig für dich.

Ganz wichtig ist auch, dass du eine Rechtsschutzversicherung abschließt, bei der das Sozialversicherungsrecht mitversichert ist.

Warum ist das wichtig? Weil es heutzutage üblich ist, sein Recht vor dem Sozialgericht einzuklagen. Das System will es so.

Tipp: Oft versteckt sich eine Rechtschutzversicherung in sogenannten Bündel- oder Kombiverträgen, in denen oft die Haftpflicht-, Hausrat-, Unfall-, Immobilienversicherung zusammengefasst sind. Solche Verträge haben den Vorteil, dass du Versicherungsbeiträge sparen kannst, aber es verstecken sich auch gern mal Absicherungen, die du so gar nicht wahrgenommen hast und vielleicht sogar eine Rechtschutzversicherung. Wenn du dir nicht sicher bist, immer bei deinem Versicherungsvertreter nachfragen, oder direkt bei der Versicherung.

Widerspruchsverfahren:

Widerspruchsverfahren bei abgelehnten Anträgen sind ganz normal. Das heißt für dich, wenn du zu irgendwas eine Ablehnung bekommst und dich ungerecht beurteilt fühlst, dann hast du die Möglichkeit innerhalb von vier Wochen Widerspruch einzulegen.

Ich rate dir, mach das immer! Denn zunächst wird deine Situation nach Aktenlage geprüft und entschieden. Nach einem Widerspruch muss deine Akte dann etwas genauer geprüft und auch einem medizinischen Dienst (Amtsarzt) oder einem Richter (je nachdem) zur weiteren Beurteilung vorgelegt werden.

Es ist immer von Vorteil, einen Widerspruch einzulegen, weil die Sache dann noch einmal neu aufgerollt wird. Der Fehler, den die meisten Leute machen (aber du bist ja schlau!), ist, dass sie aus Angst keinen Widerspruch einlegen. Das ist aber nicht richtig, denn das System rechnet damit, dass viele (etwa 70%) schon auf diesem Weg aufgeben. Das spart unserem System viel Geld.

Auch die Art und Weise der Briefe macht schon Angst. Und macht es den Menschen schwer, damit umzugehen.

Deshalb immer Hilfe annehmen! Um Hilfe bitten! Einen Widerspruch schreiben, um sein Recht einzufordern. Und deshalb bitte eine Rechtsschutzversicherung abschließen, in der auch das Sozialversicherungsrecht abgedeckt ist. Aber Achtung!

Wartezeiten bei Rechtsschutzversicherungen:
In der Regel gibt es bei einer Rechtsschutzversicherung eine Wartezeit, d. h. eine Zeitspanne, bis die Leistungen bei Rechtsstreitigkeiten greifen. Also nicht erst eine Rechtsschutzversicherung abschließen, wenn schon ein Widerspruch läuft. Das funktioniert nicht. In der Regel hast du sechs Monate „Wartezeit", bis deine Rechtsschutzversicherung zahlt. Der Streitfall darf aber noch nicht entstanden sein. Ausnahme: Du hast bereits eine Rechtsschutzversicherung ohne Sozialversicherungsrecht und passt diese an, dann können diese Wartezeiten auch verkürzt werden oder sogar ganz entfallen.

Dazu erzähle ich kurz eine Geschichte:

Ich hatte eine Patientin, die an Multipler Sklerose erkrankt war. Sie wurde von A nach B geschickt. Sie wurde vom Krankengeld ins Arbeitslosengeld wegen Arbeitsunfähigkeit geschickt. War aber aufgrund ihrer Erkrankung nicht vermittelbar (kommt dir das bekannt vor?), dann gibt es beim Arbeitsamt Reha- und Integrationsberater, die auf kranke Menschen spezialisiert sind. Es werden Gespräche geführt mit dem Ergebnis, dass man sich einen Anwalt gegen die eigene Institution (in diesem Fall das Arbeitsamt) nehmen soll.

Das heißt, sogar die Berater beim Arbeitsamt oder auch bei der Rentenversicherung raten einem, sich einen Anwalt gegen die eigene Institution zu suchen. Wie absurd ist das?

Abschlussworte:

Wenn du so etwas noch nie gehört hast, verstehst du mein Anliegen, dir dieses Wissen mitzugeben.

Ich möchte dir diese Erfahrung ersparen. Und ich möchte dich ermutigen NIE aufzugeben!

Wenn du viele Jahre gearbeitet und Steuern gezahlt hast und jetzt krank wirst, dann hast du auch das Recht auf Leistungen. Deutschland ist ein Sozialstaat und du kannst das auch einfordern.

Meine Erfahrung als Fachfrau ist, dass auch ich eine Rechtsschutzversicherung habe, weil ich keine Lust habe, mich mit Leuten oder Institutionen herumzuschlagen.

Zum Schluss noch etwas zur Rechtsschutzversicherung. Die Rechtsschutzversicherungen greifen meistens erst, wenn es zu einem Verfahren kommt. Das hießt, diese Widerspruchsschreiben darfst du noch selbst erstellen. Sonst kommen Kosten auf dich zu, die du nicht eingeplant hast. Bitte kläre das immer vorher ab.

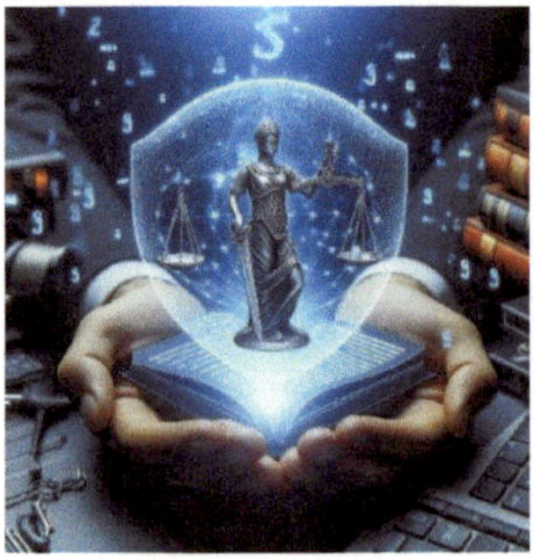

Bild 3

Hier findest du ein Musterschreiben zum Widerspruch:

Dein Absender

Adresse der Institution

Ganz wichtig! Datum:

Betreff: Widerspruch gegen den Bescheid vom ....

wegen ... (Aktenzeichen!)

Sehr geehrte Damen und Herren,

hiermit lege gegen den o.g. Bescheid (Betreffzeile), fristgerecht, Widerspruch ein.

Ich bitte meinen Antrag erneut zu prüfen.

Vielen Dank.

Mit freundlichen Grüßen

Unterschrift

Vorname Nachname

Ergänzungen zum Widerspruch – Anträgen – versenden von Formularen!!!!

Wenn du bereits Anhaltspunkte hast oder sich seit der Antragstellung etwas geändert hat, füge bitte ärztliche Unterlagen bei oder gib eine kurze Begründung für den Widerspruch an. Du hast eine gewisse „Mitwirkungspflicht". Wenn du dieser nachkommst, freut das die Ämter 😉.

Ganz wichtig, wenn du Widerspruch einlegst, schicke ihn immer per Einschreiben mit Rückschein. Oft gehen diese Briefe verloren und du bist in der Beweispflicht, dass diese Briefe auch wirklich angekommen sind!

Auch bei Anträgen auf Arbeitslosengeld, Sozialhilfe, Rente usw. musst du nachweisen können, dass du diese abgeschickt hast.

Und noch ein ganz wichtiger Tipp!

Von allen, wirklich allen Briefen und Anträgen, die du an irgendeine Institution schickst, mach bitte eine Kopie. Es ist heutzutage nicht garantiert, dass deine Anträge, Briefe etc. bei den Ämtern ankommen. Angenommen, ein Antrag von 12 bis 16 Seiten kommt nicht an und du musst ihn neu ausfüllen.

Das kostet Zeit, Geld und Nerven!

Also schickst du die Anträge im Original und hast eine Kopie für dich.

Du darfst nicht nur für dich, sondern auch für die anderen mitdenken. Da wir alle nur noch Akten sind und keine Menschen mehr, gehen die Unterlagen einfach verloren.

Wenn du einen direkten Ansprechpartner hast, schreibe dir den Namen auf und frage explizit nach ihm, wenn du ihn überhaupt erreichst.

Die Erreichbarkeit wird immer schwieriger. Es gibt zwar Öffnungszeiten, Bürozeiten, aber in der Praxis ist das meistens nicht der Fall. Bei der Rentenversicherung ist es zum Beispiel auch so, dass man im Rentenverfahren gebeten wird, nicht anzurufen, um nach dem Stand der Bearbeitung zu fragen, weil es sonst noch länger dauert. Schau einfach, dass du so wenig wie möglich nachfragen musst. Bedenke aber auch, dass andere ebenfalls Fehler machen.

Ich will dir Mut machen, die Angst nehmen, denn du kannst dir viel Ärger ersparen. Du sollst Stress vermeiden und dich um deine Genesung kümmern.

Was auch sinnvoll ist, aber nicht ganz das Thema dieses Buches ist, wenn du Leute hast oder kennst, die völlig überfordert sind. Oder du auch zu diesen Personen gehörst, dann empfehle ich dir, dir einen Termin bei der Diakonie oder bei der Caritas zu holen. Dort gibt es Berater, die dir helfen und sich um diese Dinge kümmern. Auch die Krankenkassen haben Sozialberater, die diese Aufgaben übernehmen sollten. Das wird aber nicht immer nach außen kommuniziert. Gerade bei psychischen Erkrankungen wie Depressionen, Angstzuständen etc. kommen die Menschen oft an ihre Grenzen und öffnen nicht einmal mehr ihre Post. Das ist in diesem Fall fatal! Das geht früher oder später an die Existenz.

Zusammenfassend:

Alles fristgerecht ausfüllen, abgeben, kopieren, per Einschreiben verschicken, Widersprüche schreiben, am besten einen Ordner anlegen und nach Themen sortieren (Arztberichte, Blutwerte, Anträge, Bescheide etc.), eine Rechtsschutzversicherung haben und einfach Verantwortung für sich selbst übernehmen.

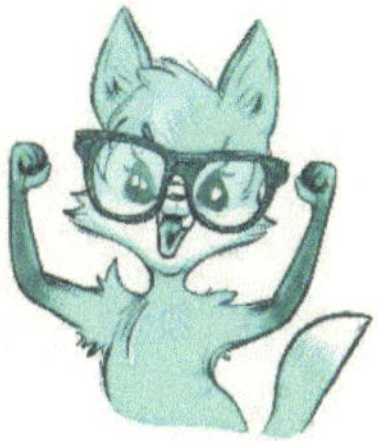

Vorsorge statt Nachsorge! Was kannst du vorbeugen?

Du bist jung und möchtest für den Krankheitsfall vorsorgen? Hier sind meine Tipps:

Angenommen, du bist ein junger Familienvater und hast ein Haus gebaut. Alles läuft nach Plan, nur deine Gesundheit macht dir einen Strich durch die Rechnung. Da ist guter Rat teuer, deshalb empfehle ich dir eine Berufsunfähigkeitsversicherung mit Krankentagegeld. Bei einem Hauskauf eine Risiko-Lebensversicherung. Du kannst dann die Lebensversicherung mit einer Berufsunfähigkeitsversicherung kombinieren (wird von den meisten Versicherern angeboten) dann schau, was mit deinem Geld passiert. Schau, dass es in gute Fonds investiert wird, zum Beispiel in erneuerbare Energien. Etwas mit Zukunft. Und eine Versicherung, die einen guten Ruf hat! Und auch noch da ist, wenn du Leistungen brauchst oder ausgezahlt haben willst (du verstehst, was ich meine).

Es gibt viele auf dem Markt, wo du Gefahr läufst, deine Berufsunfähigkeitsrente nie ausgezahlt zu bekommen, weil die Vertragsbedingungen es einfach nicht hergeben.

Hier ist ein Beispiel:

Was ist der Unterschied zwischen einer Berufsunfähigkeitsrente und einer Erwerbsunfähigkeitsrente?

Wenn du z. B. einen handwerklichen Beruf ausübst und krank wirst, dann kann es passieren, dass wenn du eine Berufsunfähigkeitsversicherung hast (es ist „nur" dein Beruf versichert) und deine Versicherung sagt, dass du zwar deinen handwerklichen Beruf nicht mehr ausüben kannst, aber dafür noch im Büro arbeiten, dann zahlt deine Berufsunfähigkeitsversicherung nichts!

Bei einer Erwerbsunfähigkeit wird unabhängig von deinem Beruf geprüft, ob du noch erwerbsfähig bist oder nicht. Wenn du nicht mehr in der Lage bist zu arbeiten, bekommst du deine private Rente. Frag deinen Versicherungsvertreter, ob er Kunden kennt, die eine solche Rente bekommen. Wenn er keine Antwort weiß - Vorsicht!

Eine reine gesetzliche Erwerbsunfähigkeitsrente wird nicht ausreichen und ist heutzutage schwer zu bekommen. Aber dazu komme ich später noch. Denn die privaten Erwerbsunfähigkeitsversicherungen und die Betriebsrenten (z. B. öffentlicher Dienst) knüpfen an die Beurteilung der gesetzlichen Erwerbsminderungsrenten an. Wenn du selbstständig bist, muss deine Versicherung das selbst prüfen.

Krankentagegeldversicherung:

Vorhin habe ich dir von einer Krankentagegeldversicherung erzählt, die ergibt Sinn, wenn du einen gefährlichen Beruf oder ein gefährliches Hobby hast. Oder Erbkrankheiten in der Familie sind und dazu noch ein schlechter Lebensstil wie Rauchen, ungesunde Ernährung, Stress und so weiter, kommt.

Wenn das jetzt schon etwas auslöst, dann habe ich einen wunden Punkt getroffen. Das ist auch gut so, denn das Thema „Eigenverantwortung" wird in den nächsten Jahren immer wichtiger werden. Denn wir können es uns nicht mehr leisten, krank zu werden.

Wenn man also zu dieser „Risikogruppe" gehört (so nennt man leider die Menschen in unserem „System"), dann wäre eine solche Absicherung von Vorteil.

Eine Krankentagegeldversicherung gleicht die Differenz zu deinem normalen Einkommen aus und du hast einfach weniger finanziellen Druck und kannst in Ruhe gesund werden.

Viele fangen nämlich viel zu früh wieder an zu arbeiten, aus ihrer Not heraus.

Es gibt zwei Arten von Krankentagegeld:

Es gibt 2 Arten des Krankentagegeldes:

Krankentagegeld in der Unfallversicherung und eine allgemeine Krankentagegeldversicherung.

Krankentagegeld in der Unfallversicherung:
Wichtig! Es gilt nicht bei Krankheit, sondern nur bei Unfall! Unfall bleibt Unfall und ist keine „Krankheit“ im Sinne des Systems. Deshalb achte darauf, dass immer gezahlt wird. Bei Krankheit wie bei Unfall!

Krankentagegeld kostet mehr Versicherungsprämie als eine reine Erwerbsunfähigkeitsrente, warum? Weil das Risiko viel höher und wahrscheinlicher ist. Warum?

Die meisten Arbeitnehmer/Selbständigen beziehen im Laufe ihres Berufslebens einmal Krankengeld wegen Krankheit und/oder Unfall.

Die Alternative ist, etwas zu sparen, um für solche Fälle gerüstet zu sein. Es gibt Finanzcoaches, die empfehlen, mindestens sechs Monatsgehälter auf der Seite zu haben. Für wen ist das machbar? Ich kenne wenige, aber hier der Denkanstoß.

Der Vorteil des Krankentagegeldes...
ist, dass man trotz Krankengeldbezug nicht in finanzielle Engpässe gerät. Krankheit kostet viel Geld und dann noch viel weniger Geld zu bekommen ist schon hart (ca. 60% des vorherigen Netto). Begründet wird das aber damit, dass man in dieser Zeit weniger Benzin und andere Dinge braucht, weil man ja zu Hause ist.

Ich halte das für einen Trugschluss, denn z. B. viele Arztbesuche, Physiotherapie, Heil- und Hilfsmittel, Medikamentenzuzahlung kosten viel Geld!

Wichtig dazu: Alle Belege aufbewahren!!!!

Ich kann dir die Entscheidung nicht abnehmen, höre auf dein Bauchgefühl und wäge dein Risiko ab (chronisch kranke Familienmitglieder, gefährliche Sportarten, ungesunde Lebensweise).

Fakt ist: Wenn du wegen etwas zum Arzt musst und man dir sagt, dass es länger dauern könnte, kannst du keine Krankentagegeldversicherung mehr abschließen. Die Versicherungen schauen immer, wann das alles angefangen hat. Gesundheitsfragen sind auch üblich und können zu Beitragszuschlägen oder Ablehnung dieser Absicherung führen.

So etwas wie einen Sofortschutz wie bei Rechtsschutz- oder Zahnzusatzversicherungen gibt es nicht (zumindest kenne ich keine Versicherung, die so etwas macht).

Viele Versicherer haben auch so etwas wie Wartezeiten, was bedeutet, dass der Vertrag erst nach 3–6 Monaten greift und man Leistungen in Anspruch nehmen kann.

Das sind alles Dinge, die man beachten muss und ich hoffe, du hast einen ehrlichen und guten Berater dafür.

Hier noch etwas Wichtiges! Frag deinen Berater nach seinen abgeschlossenen Ausbildungen. Das fragen zwar die wenigsten, aber glaube mir, wenn du falsch beraten wurdest oder der Berater eine Eintagsfliege ist, dann wirst du es im Schadensfall sehr schwer haben. Gegen Falschberatung kannst du zwar rechtlich vorgehen, aber stell dir vor, du bist schwer krank und musst dich mit so etwas herumärgern.

Etwas wichtiges zur privaten Unfallversicherung:

Für Knochenbrüche gibt es Einmalzahlungen:

Was viele vergessen, wenn sie einen Unfall haben, ist, dass sie ihn auf jeden Fall ihrer Unfallversicherung melden. Oft wird nach einem Unfall eine Einmalzahlung oder für später eine Unfallrente angeboten. Die Einmalzahlung ist hier die schlechtere Entscheidung. Denn man kann nie wissen, was im Alter auf einen zukommt und ob die Beschwerden auf den Unfall zurückzuführen sind und man mit einer Unfallrente besser bedient gewesen wäre.

Eine wahre Geschichte:

Ein junger Mann hatte einen unverschuldeten Unfall, bei dem ihm ein Bein amputiert werden musste. Die Versicherung des Unfallgegners bot ihm eine Einmalzahlung an, um den Schaden mit einem einmaligen Betrag abzudecken. Der Mann entschied sich damals für die Einmalzahlung und damit war der Unfall für die Unfallversicherung abgegolten.

Nun hat der Mann aber nach über 20 Jahren Schmerzen in der Hüfte, weil er sein Bein verloren hat und seit vielen Jahren ein künstliches Bein trägt. Jetzt wollte der Mann einen Zuschuss für ein entsprechendes Auto beantragen. Da er aber damals den Einmalbetrag angenommen hatte, wurde der Fall abgeschlossen und er erhielt im Alter keine weiteren Zuschüsse.

Solche Fehlentscheidungen in jungen Jahren können im Alter fatale Folgen haben.

Der Mann war darüber sehr verärgert, aber so stand es in den Versicherungsbedingungen und so hatte er es damals entschieden und unterschrieben.

Überlege dir also gut, ob du dir einen Unfall mit einer einmaligen Summe bezahlen lässt. Und ob es nicht besser ist, abzuwarten, was im Alter auf dich zukommt.

Du solltest aber auch darauf achten, dass du jeden Unfall meldest, auch wenn er noch so klein ist. So kannst du später Zahlungen für Folgeschäden aus dem damaligen Unfall erhalten.

Ein Versicherungsvertreter muss über eine abgeschlossene Ausbildung verfügen: Versicherungsvertreter nach § 34d Abs. 7 Satz 1 Nr. 1 GewO; Bundesrepublik Deutschland

Wenn nicht, Vorsicht! Es gibt viele schwarze Schafe auf dem Markt und den Schaden hast du. Höre auch hier auf dein Bauchgefühl und ob du dich gut aufgehoben fühlst.

Ein Teil meiner Strategie!

Vielleicht hast du bis hierher schon gemerkt, dass das „System“ dich nicht als Mensch sieht, sondern als „Fall“, als „Nummer“, als „Aktenzeichen“. Aber ich kann dich beruhigen, das ist nicht schlimm, denn du wirst anders damit umgehen und Menschlichkeit einfordern.

Das ist Teil meiner Strategie!!!!

Du kannst von Anfang an Menschlichkeit einfordern. Indem du auf die emotionale Ebene gehst. Aber nicht als jemand, der dem Berater ständig etwas vorheult, nein, indem du Verständnis für deine Situation einforderst. Mit Fragen wie: Können Sie sich vorstellen, wie ich mich fühle? Ist so etwas in Ihrer Familie schon einmal passiert? Wie würden sie sich fühlen, wenn ich so mit ihnen reden würde?

Das ist klug! Und du lernst, aus der Opferhaltung herauszukommen. Steh zu dir, zu deinem Körper, zu deiner Gesundheit!

Jeder Mensch ist wertvoll! Auch DU!

Du darfst um Hilfe bitten!

Denn eines kannst du erwarten oder hast du schon erfahren. Dass du das Gefühl hast, nichts mehr wert zu sein, weil du nicht arbeiten kannst und somit „aus dem System fällst“.

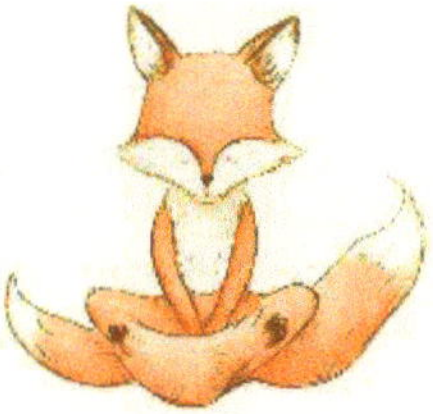

Das stimmt nicht! Und lass dir das nicht einreden. Das ist einer der Schlüssel!

Krank? Was nun? Was du auf keinen Fall tun solltest!

Stell dir vor, du hast eine Diagnose erhalten, bei der du spürst, dass diese Krankheit dein ganzes Leben verändern und begleiten wird.

Du spürst, dass du deinen Beruf wahrscheinlich so nicht weiter ausüben kannst.

Vor allem bei Frauen, die nicht auf eine Vollzeitstelle angewiesen sind, ist der erste Schritt oft zum Arbeitgeber, um die Arbeitszeit zu reduzieren.

FALSCH Niemals!!! Wenn du zu krank bist, um Vollzeit zu arbeiten**, reduziere nie deine Stunden!!!!!**

Warum? Wenn du arbeitsunfähig wirst, wird deine Rente nach deinem letzten Lohn berechnet (Durchschnitt der letzten 3 Monate)!

Hast du deine Stunden reduziert und verdienst weniger, dann fällt auch deine Erwerbsunfähigkeitsrente entsprechend geringer aus!

Gleiches gilt für dein Krankengeld von der Krankenkasse!!!!! Dann wird es eng!

Keine Einkommensteuer auf Lohnersatzleistungen:

Solltest du Krankengeld beziehen, beachte, dass Einkommensteuer nachberechnet wird, da vom Krankengeld (Lohnersatzleistung) keine Lohnsteuer abgezogen wird!

Sonst kann es passieren, dass du im Jahr des Krankengeldbezuges zu allem Überfluss auch noch Einkommensteuer nachzahlen musst.

Wusstest du? Dass du deine *Lebensversicherung beleihen* kannst? Und nur geringe Zinsen zurückzahlen musst?

Im absoluten Notfall würde ich das tun, weil es später von deiner Rente abgezogen wird. Aber bevor du nichts mehr im Kühlschrank hast, würde ich mich erkundigen.

Behalte dein Lachen und mach das Beste aus allem. Denn deine Psyche ist in jedem Fall stark belastet. Pass auf dich auf und mach es dir so schön wie möglich!

Eine Geschichte aus dem Rollstuhl:

Als ich mit 23 Jahren meine Diagnose erhielt, wusste ich, dass mich diese Krankheit mein Leben lang begleiten würde.

Zu dieser Zeit konnte ich kaum alleine zur Toilette gehen und war für längere Strecken auf einen AOK-Shopper (so nennt man in Kliniken einen Rollstuhl) angewiesen.

Während des zehnwöchigen Klinikaufenthaltes besuchte mich meine Oma regelmäßig.

Sie kam in mein Zimmer und ich erzählte ihr, dass ich langsam den Klinikkoller bekomme und einfach nur noch raus möchte.

Ich war in Bad Wildbad, da gibt es einen wunderschönen Kurpark. Da wollte ich hin.

Meine Oma ist losgegangen und hat gegen den Widerstand der Krankenschwestern einen Rollstuhl geholt, an dessen Rädern die Hälfte der Luft fehlte. Aber sie wusste, dass ich raus wollte. Als ich klein war, hat sie immer gesagt, dass das Kind raus muss. Also ist sie regelmäßig mit mir in die Stadt gegangen.

Heute eben mit dem Rollstuhl. Ihr war es egal, ob die Luft in den Reifen fehlte, weil sie gespürt hat, dass es für meine Psyche wichtig ist.

Sie ist mit mir in die Stadt gefahren. Damals gab es noch eine Drogerie mit einem blauen Logo. Mit dem Rollstuhl hineinzukommen war unmöglich, aber ich brauchte etwas. Ich bin dann schwer, aber selbstständig in den Laden gegangen und meine Oma hat so lange im Rollstuhl gesessen.

Als ich aus dem Geschäft kam, sagte sie, ich solle mich wieder hinsetzen, weil die Leute sie so mitleidig anschauen würden.

20 Jahre später durfte ich ihr das Geschenk machen, sie mit dem Rollstuhl über die Landesgartenschau zu fahren, denn sie hätte es nicht mehr geschafft und sie liebt Blumen über alles.

Damals sind wir noch in der Klinik nebenan Kaffee trinken gegangen. Außerdem war die Steigung zu meiner Klinik dann nicht mehr so schlimm.

Ich werde nie das Bild vergessen, wie meine Oma mich von der anderen Klinik herübergeschoben hat und wir die Straße überqueren mussten, die steil bergab ging.

Wir mussten Anlauf nehmen, damit ich nicht den Berg hinunterrollte.

Ich, 23 Jahre alt, im Rollstuhl sitzend, meine Oma, 70 Jahre alt, anfeuernd, mich über die Straße schiebend. Wir haben beide gelacht wie kleine Kinder.

Für meine Mitinsassen (Patienten) muss das ein tolles Bild gewesen sein, denn sie haben gelacht, als wir vor dem Eingang der Klinik angekommen sind. Sie haben noch nie jemanden im Rollstuhl so lachen sehen wie mich mit meiner Oma.

Und genau darum geht es! Trotz allem eine schöne Zeit zu haben.

Dieses Erlebnis mit meiner Oma werde ich nie vergessen. Danke Oma!

Das waren nun meine Notfall-Tipps, bei Herausforderungen mit dem Sozialsystem und wie du diese lösen kannst.

ZWEITER TEIL

Dieser Teil basiert ausschließlich auf meinen eigenen Erfahrungen mit mir und meinem Körper. Es ist ein Angebot an DICH, zu prüfen, ob es vielleicht auch DEIN Weg sein könnte.

JETZT ist immer die richtige Zeit. Nicht gestern, nicht morgen, JETZT!

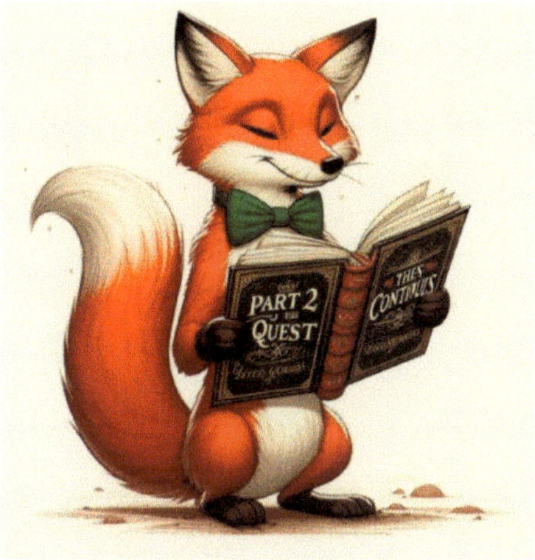

Wann entscheidest du dich für den 2. Teil deiner Geschichte?

Alles fängt mit einer Entscheidung an!

Als ich Anfang 30 war, sagte man mir, wenn ich so weiterlebe, würde ich nicht mehr lange leben.

Damals war mein Sohn 4 Jahre alt. Vielleicht kannst du dir vorstellen, wie das ist, wenn man Mutter oder auch Vater eines kleinen Kindes ist. Es kam also nicht in Frage, dass ich mein Kind nicht aufwachsen sehen würde. Mein Ziel war es, mindestens 60 Jahre alt zu werden, um das Wichtigste zu erleben. Heute ist das anders und dafür bin ich sehr dankbar.

Der Weg war nicht einfach, aber es hat sich gelohnt, bis hierher zu kommen. Aber eine Entscheidung fürs Leben allein, das ist es leider nicht.

Und da ich an meinem Buch schreibe und dabei Musik höre, kommen mir an dieser Stelle auch wieder die Tränen, weil ich gerade dieses Lied höre:

The Power is Here Now von Alexia Chellun ...

In mir kommen die letzten 15 Jahre wieder hoch, was ich alles versucht habe, um wieder gesund zu werden. Ich habe es noch nicht geschafft, aber ich bin auf einem guten Weg.

Und doch war es „nur" eine Entscheidung ... eine Entscheidung für mein Kind zu leben ... vielleicht fragst du dich, ob das nicht ein wenig egoistisch ist? Ein Kind für mein Leben zu benutzen, um zu leben.

Am Ende ist es egal, Hauptsache du fängst an, dein Leben in Frage zu stellen.

Neue Wege zu finden, um zu leben ...

Gerade jetzt kommt eine Nachricht auf WhatsApp, genau zum richtigen Zeitpunkt. Es gibt Menschen, die spüren, was in dir vorgeht und reagieren intuitiv auf dich. Ist das nicht auch bei Kindern so? Kinder spüren mehr, als uns Eltern lieb ist. Kinder spiegeln uns, was bei uns gerade nicht rund läuft.

Ich durfte im Mai 2023 an einem Natural Leadership Camp teilnehmen, was vor 4 Jahren nicht möglich gewesen wäre ... das berührt mich und macht mich auch ein bisschen stolz. Ich möchte mich aber nicht dafür rühmen, sondern Dich, den/die LeserIn, ermutigen, auch neue Wege zu gehen!

Und was mit einer Entscheidung für "DICH" alles möglich ist!

Krankheit oder Gesundheit?

Du kannst jeden Tag entscheiden, ob du dich deiner Krankheit oder deiner Gesundheit widmest.

Als ich damals 18 Tabletten am Tag genommen habe, habe ich mich irgendwann auch gefragt, ob das Sinn ergibt? Mit 25 Jahren so von Medikamenten abhängig zu sein.

Mir war lange nicht bewusst, was ich meinem Körper antat.

Meine Leberwerte fuhren Achterbahn und ich musste die Medikamente meinen Leberwerten anpassen. Das ist schon Wahnsinn.

Viele Menschen hören nicht auf ihre innere Stimme, deshalb möchte ich sie dir mit auf den Weg geben.

Wenn du das Gefühl hast, dass du mehr auf deinen Körper hören solltest, dann tu es!

Warte nicht wie ich, bis die Ärzte sagen, dass mein Leben schon fast vorbei ist.

Was macht DEINEN Körper krank? - Was macht ihn GESUND?!

Ich denke an die drei Säulen. Ich kenne zwei verschiedene Varianten. Wähle einfach die Variante, die für Dich gut und stimmig ist.

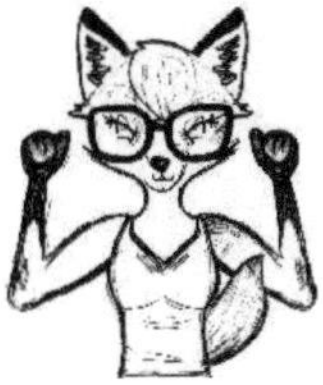

Es gibt die drei Säulen der Gesundheit:
Ernährung, Bewegung und Entspannung.

Mein Favorit ist mittlerweile:

Körper	Seele	Geist
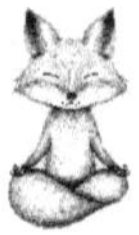	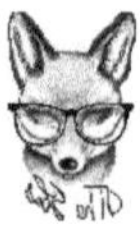	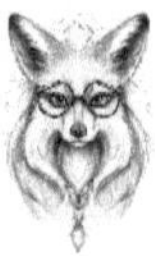

Wenn in diesen drei Bereichen etwas aus dem Gleichgewicht gerät, ist die Gesundheit gefährdet. Hör mal in dich hinein? Wo bist du aus dem Gleichgewicht?

Bei mir war es viel die Seele. Ich habe schon vieles hinter mir, was nicht schön war und was ich hinter mir lassen konnte. Aber ist es trotzdem weg?

Ich bin an einen Punkt gekommen, wo ich Hilfe gesucht habe. Und ich habe großen Respekt vor den Menschen, die sich helfen lassen. Denn das ist für mich wahre Stärke. Etwas zu verändern und damit ein Vorbild für andere zu sein, anstatt alles beim Alten zu lassen und zu hoffen, dass sich etwas ändert.

Denn wenn du dich änderst, ändert sich alles!

Ich selbst kann ein Lied davon singen. Wie oft hatte ich das Gefühl, wieder bei null anzufangen? Durch meine Krankheit, aber auch durch Trennungen.

Und das ist sicher mit Schmerz verbunden, weil Beziehungen zerbrechen und Freundschaften enden, aber es kommt immer wieder etwas Neues, glaub mir. Was mir auch klar geworden ist, ist, dass erst das Alte gehen darf, bevor etwas Neues kommen kann. Das scheint das Gesetz der Anziehung zu sein. Vielleicht hast du etwas darüber gelesen. Aber Lesen ist nicht Praxis, Praxis ist das wirkliche Leben.

Die Hoffnung, dass alles bleibt, wie es ist, habe ich längst aufgegeben. Wir sehen die Veränderung jeden Tag, allein wenn wir unsere Kinder aufwachsen sehen.

Zurück zu unserem Körper und dem Thema Gesundheit. Auch unser Körper verändert sich und wenn wir anfangen, bewusster mit den drei Säulen umzugehen, ist so viel möglich. Das spüre ich jeden Tag aufs Neue. Dass ich es in der Hand habe, wie es mir geht.

Zu schauen, was brauche ich heute?

Als Erstes habe ich dafür gesorgt, dass mein Körper jeden Tag die Nährstoffe bekommt, die er braucht.

Ich wäre nicht die, die ich bin, wenn ich nicht daran gearbeitet hätte.

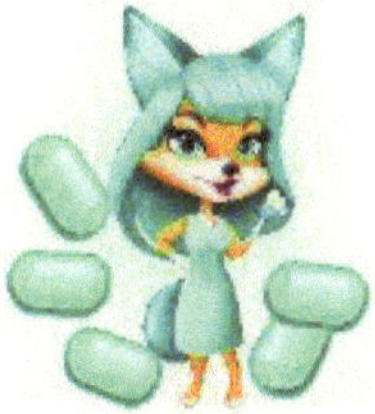

Durch Morbus Crohn konnte ich keine Milchprodukte und kein Obst, wegen Unverträglichkeiten zu mir nehmen. Aber im Laufe der Jahre habe ich Wege gefunden, all das wieder ohne Reue essen zu können. Ich nehme meine Produkte überall mit hin. Sogar meinen Joghurt samt Bereiter, damit ich meine Darmkulturen immer bei mir habe.

Die wochenlange Einnahme von Darmblockern gehört der Vergangenheit an.

Du bist, was du isst! Du entscheidest, was oben hineinkommt!

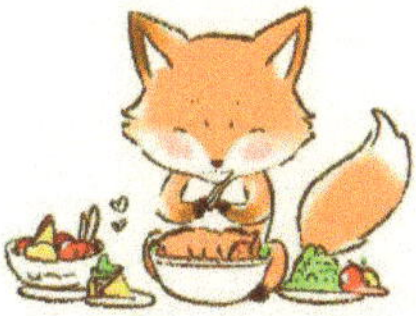

Leider wird das in der Schule viel zu wenig vermittelt. Lieber wird immer mehr Wissen hineingepumpt, als sich um die Gesundheit des eigenen Körpers zu kümmern.

Zu lernen, wie man sein Essen mit unveränderten Lebensmitteln zubereitet, ist für viele fremd.

Ich habe 2004/2005 eine Ausbildung in landwirtschaftlicher Hauswirtschaft gemacht, da ich damals mit einem Landwirt verheiratet war.

In der Ausbildung lernte ich, mit den Lebensmitteln zu arbeiten, die es gab. Es wurde auch auf die saisonale Verfügbarkeit geachtet. Und was mir klar geworden ist, dass damals auch Kochkurse für Kinder angeboten wurden, weil die Kinder nicht mehr wussten, wie eine natürliche Karotte aussieht oder wo die Milch herkommt. Ein sehr trauriger Prozess.

Mir wurde vieles klar, auch warum die Leute die Äpfel nicht so gerne kauften. Ganz zu schweigen davon, welche Sorte zu welchem Gericht oder Gebäck passt.

Wenn die Leute nicht mehr wissen, was sie mit einem Apfel machen sollen, außer ihn zu essen.

Den Menschen Anregungen zu geben, was man alles Leckeres aus Äpfeln machen kann, das war eine unserer Aufgaben. Mir selbst war das bis dahin nicht so bewusst.

Für mich war es dennoch, gar nicht so einfach, denn ich fing damals an, auch gesunde Sachen nicht mehr zu vertragen. Wochenlange Entzündungen mit Durchfall und viele Medikamente waren an der Tagesordnung. Alle Versuche, auch mit Nahrungsergänzungsmitteln, schlugen fehl. Flohsamen halfen etwas, aber bedingt.

Vor 5 Jahren habe ich dann Produkte kennengelernt, wo ich mit einem selbst gemachten Joghurt meine Verdauung so in den Griff bekommen habe, dass ich Vitalstoffe aufnehmen konnte, ohne stundenlang auf der Toilette zu sitzen.

Eine vollkommen neue Situation und ein neues Körpergefühl stellten sich ein. Ich konnte sogar meine Ernährung umstellen und an einem Gesundheitskonzept teilnehmen.

Denn Unverträglichkeiten bedeuten nicht, dass man schlank ist. Ich war sehr übergewichtig, das war nicht gut für meine Gelenke. Und so hat sich damals alles die Hand gegeben. Die Spirale war perfekt.

Durch das Gesundheitskonzept wurde ich vitaler und nahm ab.

Nach einem Jahr konnte ich trotz angeblicher Fructose-Lactose-Intoleranz mit meiner Freundin in der Eisdiele sitzen und Naturjoghurt mit Früchten essen. Das war der absolute Härtetest. Und mein Darm hat ihn bestanden.

Nach vielen Jahren des Leidens, einer Entscheidung, einer Änderung meiner Gewohnheiten konnte sich das Blatt zum Guten wenden.

Daher mein Impuls, den ich mit dir teile:

Was isst du jeden Tag? Und tut es dir wirklich gut?

Fühle hier einmal hinein. Hat mir das, was ich gegessen habe, wirklich gutgetan? Hat es mir, meinem Körper, meiner Gesundheit gutgetan?

Ich bin nicht der Meinung, dass ich auf alles verzichten muss: Was ist Verzicht? Ist Verzicht schlecht?

Sondern einen Mittelweg zu finden, dass es sich nicht wie Verzicht anfühlt.

Und nicht zu versuchen, diesen Weg in Selbstgeißelung zu gehen. Du verlierst die Lust und fällst in alte Muster zurück.

Gefährliche Ausscheidungen!

Besser kann ich meine Ausscheidungen in all den Jahren nicht beschreiben.

All die Medikamente, die ich nehmen musste (sollte?). Da frage ich mich auch, was tue ich der Umwelt an und viele andere Menschen auch?

CO_2 ist ein solches Thema für sich, aber das, was wir zu uns nehmen und was am Ende davon übrigbleibt. Das finde ich mittlerweile erschreckend!

Und es soll auch für dich eine Anregung sein, mal darüber nachzudenken, ob das gut für dich und die Umwelt ist?

Wir sind doch auch Umwelt! Nur weil wir Menschen sind, sind wir nicht Natur?

Ich freue mich sehr, dass die Menschen wieder bewusster mit sich und der Natur umgehen. Denn durch den ganzen Konsum, sei es Social Media oder andere Medien, sind wir ständig abgelenkt. Und können uns nur schwer bewusst machen, dass wir selbst ein Teil der Natur sind.

Vielleicht spürst du es ganz tief in dir, oder du kannst es schon greifen, was ich dir mitgeben möchte.

Sich dessen bewusst zu werden ist ein Geschenk an sich selbst und an die Welt.

Deshalb reinige ich 1-2x im Jahr mein Entgiftungsorgan, die Leber, um Schadstoffe abzubauen und meinem Körper wieder mehr Möglichkeiten zur Selbstheilung zu geben.

Ich kann dich nur einladen, Wege der inneren und äußeren Reinigung zu suchen und zu gehen.

Das Wort „Detox" ist in aller Munde und aktueller denn je.

SHORTY

Ein Beispiel für die Folgen für uns und unsere Tierwelt. Wusstest du, dass sich Forellen im Abwasser von Kläranlagen in weibliche Forellen verwandeln? Das liegt an den Hormonen der Antibabypille. (siehe Quellenangaben)

Sind wir nicht irgendwo auch Tiere? Und wundern uns, warum Schwangerschaften immer mehr zum Problem und Risiko werden, was doch „eigentlich“ der normale Vorgang und Drang eines jeden Tieres ist, sich fortzupflanzen.

Warum wird es bei der Spezies Mensch immer schwieriger? Warum greift es auf die Tierwelt über? Bis es vielleicht irgendwann auch in der Tierwelt angekommen ist, wenn es nicht schon dort ist?

Leben und Tod sitzen im Darm!

(Hippokrates)

Diese Aussage kommt dir sicher bekannt vor, oder?

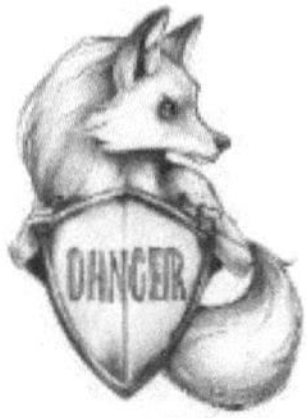

Wir denken immer, dass es nur andere Todesursachen gibt. Das stimmt auch, aber wenn unser Darm nicht mehr funktioniert, können wir nicht mehr leben.

Viele Menschen, die ich kenne, haben jetzt Probleme mit ihrer Verdauung und nehmen das als „normal" hin. Auch wenn es für dich jetzt hart klingen mag, aber ich bin der Meinung, dass ein nicht gut funktionierender Darm ein langsamer Tod im Inneren ist. Krankheiten kommen nicht von außen. Man fragt sich, warum? Warum ich? Ich esse doch gesund? Aber wenn der Darm nicht in der Lage ist, das, was er bekommt, zu verarbeiten und die Nährstoffe dorthin zu bringen, wo sie hinsollen?

Dass ich aufgrund eines löchrigen Darms einen Mangel an Aminosäuren habe, weiß ich aus einem Test. Ich kann Aminosäuren zu mir nehmen, aber sie kommen nicht dort an, wo mein Körper sie braucht.

Durch meine Darmerkrankung schaue ich da auch genauer hin. Du vielleicht auch?

Deshalb nehme ich meinen Joghurt überall mit hin, damit ich Veranstaltungen, Seminare, Urlaube wieder richtig genießen kann.

Vielleicht bist du in einer ähnlichen Situation und weißt, wie viel Lebensqualität dir verloren geht. Es hat mich viele Jahre gekostet und ich möchte einfach anderen damit helfen/Mut machen, vielleicht auch dir.

Auch deine Psyche spielt beim Thema Darmfunktion eine große Rolle.

Wusstest du, dass deine Darmfunktion auch deine Psyche beeinflusst und umgekehrt?

Warum leiden so viele Menschen an einem Reizdarmsyndrom? Der Grund liegt schon in der Diagnose. Zu viel „Reiz“! Reiz vom Stress, Reiz vom Handy, Reiz vom Arbeitsplatz, Reiz von den Medien und vieles mehr.

Einfach mal raus aus dem Alltagsdrama und Schwuppes, sind die Symptome weg. Warum, weil die Reize weniger werden.

Bei mir war es die Angst. Ich habe in meiner Kindheit und Jugend viel mit Angst zu tun gehabt. Du vielleicht auch?

Wenn du die Angst nicht anschaust, wird sich dein Körper früher oder später mit Symptomen melden.

Gib ihm einfach keinen Grund dazu. Schau hin, wo sind deine Baustellen?

Und da waren sie wieder, die 3 Probleme .... Kleiner Scherz ...aber ich hatte das Thema mit: Körper, Seele, Geist schon angesprochen.

Ein Ungleichgewicht und damit auch ein Ungleichgewicht im Darm.

Im Darm sitzt unser Immunsystem. Wenn ich mit Menschen spreche, die erzählen, dass sie ständig krank sind, dann weiß ich sofort, dass es Baustellen im Darm gibt.

Autoimmunerkrankungen, in welcher Form auch immer, wo der Körper anfängt, seine eigenen Zellen zu bekämpfen, weil er sie als Fremdkörper erkennt und bekämpft. Wie krank ist dann wohl das System?

Wie krank ist mein Immunsystem? Warum will sich mein Körper selbst zerstören? Ist das logisch? NEIN!

Morbus Bechterew und meine Darmerkrankung sind Beispiele dafür.

Hat sich das Immunsystem einmal dazu entschlossen, ist es angeblich nicht mehr rückgängig zu machen.

Ich sehe es als meine Lebensaufgabe an, dieses Problem bzw. den Grund für dieses Verhalten zu hinterfragen und mit allem, was ich tue, zu versuchen, es umzukehren.

Wenn mein Immunsystem sich entschieden hat, nach links zu gehen, dann sollte es doch möglich sein, dass es wieder nach rechts geht.

Ob ich das in diesem Leben schaffe, weiß ich nicht, aber meine Seele wird es ins nächste Leben mitnehmen und irgendwann lösen.

Deshalb stehe ich zu meinen Vitalstoffen und Kulturen, die ich zu mir nehme, weil sie meinen Körper unterstützen.

Und wenn ich eines gelernt habe, dann, dass die Psyche in dem ganzen Drama eine entscheidende Rolle spielt.

Aber dazu mehr in einem anderen Kapitel.

<u>SHORTY:</u>
Der Darm ist ein Organ, das wird oft vergessen. Aber ohne ihn kann man auf der Erde nicht leben.

Er ist wie eine Fabrik, wo viele Stoffe hineinkommen um verarbeitet und dann wieder ausgeschieden zu werden.

Er ist wie ein Tempel, in dem es viele Geheimnisse gibt, viele Geschichten von Weisheit und Gesundheit.

Aber wenn er krank wird oder alt, dann leidet unser Leben. Und wenn er stirbt, wird es kalt um uns. Er kann uns nichts mehr nehmen und geben.

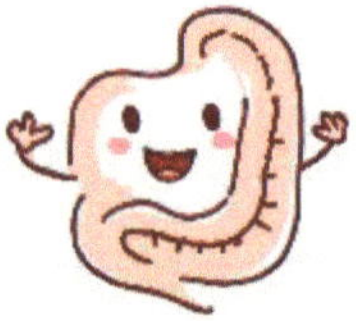

Entzündung und Übersäuerung = Schmerzen!

Im Laufe der Jahre habe ich festgestellt, dass, wenn ich mich übersäuert fühle, auch die Schmerzen in den Gelenken schlimmer werden.

Ich beginne dann sofort mit entsäuernden Maßnahmen, nehme mehr Mineralien zu mir als sonst, reduziere die Kohlenhydratzufuhr (lasse Süßigkeiten, Kuchen etc. weg) bis hin zur ketogenen Ernährung. Je nachdem, wie schlecht es mir geht.

Diese Erfahrung durfte ich erst in den vergangenen 2 Jahren machen.

Denn auch nach über 5 Jahren meines neuen Weges stelle ich immer wieder neue Veränderungen fest und lerne dazu.

Und da sind wir beim Thema Bewusstsein!

Bist du dir deiner selbst bewusst? Spürst du deinen Körper? Schätzt du deinen Körper?

Er ist der Ort, an dem deine Seele wohnt. Bist du dein Körper? Oder wer bist du eigentlich?

Ich bin zu der Überzeugung gekommen, dass mein Körper der Ort ist, an dem ich meine Aufgabe hier auf der Erde erfüllen darf.

Denn warum sollte man mir diese Herausforderungen schicken? Es sind doch die Signale des Körpers, die uns sagen wollen, dass etwas nicht stimmt.

Aber was hat Übersäuerung damit zu tun?

Sehr viel, denn auch Stress, Ärger, Wut, Trauer, alles Emotionen, die zu einer Übersäuerung führen können.

Mein Schmerzpegel steigt, wenn ich mich falsch ernähre und/oder Stress, Ärger, was auch immer negativ ist, steigt.

Kann man das verhindern? Die Situationen vielleicht nicht, aber wie man damit umgeht.

Oder isst man unter Stress vielleicht mehr Ungesundes? Das Stück Kuchen oder Kekse, Schokolade?

Das wurde schon oft wissenschaftlich untersucht, das Internet ist voll davon, dass Schokolade eine positive Wirkung auf die Psyche und auf Schmerzen hat.

Aber die Sache hat einen Haken, denn sonst würde jeder sie für gut befinden. Das Fett und der Zucker in der Schokolade und im Kakao sind zwar kurzfristig gut, aber auf Dauer nicht zu empfehlen, weil es eben zu Übersäuerung und anderen gesundheitsschädlichen Folgen kommen kann.

Und schon ist sie wieder da, die Übersäuerung, der Ärger, die Frustration, die schlechten Gefühle. Es scheint, wir dürfen nicht.

Aber das ist alles nur in unserem Kopf.

Heute stelle ich meine Ernährung auf ketogen um, sobald ich mehr Schmerzen habe.

Aber warum lässt du es nicht einfach sein? Ja, ich bin auch nur ein Mensch. Und ja, ich gebe zu, dass ich nicht perfekt bin.

Denn Genuss gehört für mich zum Leben. Jeder definiert das anders. Also bin ich auch nicht fehlerfrei.

Wer ist schon fehlerfrei?

Hier ein kleiner Denkanstoß:

Ein Fehler ist **die Abweichung eines Zustands, Vorgangs oder Ergebnisses von einem Standard, den Regeln oder einem Ziel.** *(siehe Quellenangaben)*

Er wird auch definiert als „ein Merkmalswert, der die festgelegten Anforderungen nicht erfüllt" und als „die Nichterfüllung einer Anforderung", wobei die Anforderung definiert ist als „eine Anforderung oder Erwartung, die festgelegt, üblicherweise vorausgesetzt oder verbindlich ist".

Kurz gesagt, ein Fehler ist etwas, das außerhalb der Norm liegt.

Was ist normal? Wer bestimmt das? Und waren es die Menschen, die die Welt verändert haben, die sich innerhalb der „Norm" bewegt haben?

Ein guter Weg ist, das zu erkennen und sich das einzugestehen. Zu sich selbst zu sagen: STOP!

Ist das der richtige Weg, den ich da im Moment gehe?

SHORTY

Viele Menschen diskutierten über die Dunkelheit. Sie luden Professoren und Wissenschaftler ein, um diese Frage zu beantworten, bis einer in den Raum kam und das Licht anmachte.

Wenn niemand das Licht anmacht, was passiert dann? Ich möchte nicht, dass es dunkel bleibt.

Und wenn ich jemanden damit erreiche, dem ein Licht aufgeht, dann habe ich alles richtig gemacht.

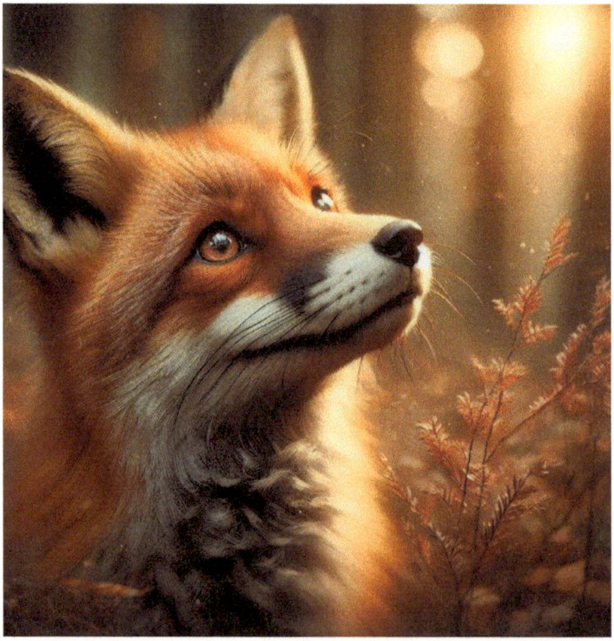

Erschaffe dir Momente, die mehr Licht ins Leben bringen.

Basische Ernährung und die Folgen!

Stell dir vor, du stellst deine Ernährung um oder machst zumindest eine vierwöchige Ernährungskur. Und du merkst, wie gut dir das tut, würdest du das nicht öfter machen? Oder in deinen Alltag integrieren?

Ich habe es vor 5 Jahren kennen gelernt und in meinen Jahreskreis eingebaut. Da ich zu den Menschen gehöre, die nicht ständig im Verzicht leben wollen, gönne ich mir auch Phasen, in denen ich einfach nur genieße.

Aber letztendlich sagt mir mein Körper ganz klar, was Sache ist und zeigt mir die Grenzen des Genusses auf.

Wenn ich zum Beispiel zu viel Kaffee trinke, spüre ich die Übersäuerung und die damit verbundenen Schmerzen.

Ich sehe und spüre ganz klar den Zusammenhang zwischen Übersäuerung und Schmerz. Das ist ein Gefühl, das ich selbst erfahren habe.

DEINE „toxische Beziehung“ zu DEINEM Körper!

Dieser provokante Satz kam mir nach Seminaren zur Persönlichkeitsentwicklung in den Sinn.

Wie viele Jahre hatte und habe ich eine toxische Beziehung zu meinem Körper?

Zu Beginn meiner Krankheit und auch davor bin ich nicht wirklich achtsam mit ihm umgegangen. Warum bin ich krank geworden? Weil ich nicht auf die Signale meines Körpers gehört habe.

Im Nachhinein habe ich gemerkt, dass ich schon seit meinem 13. Lebensjahr Schmerzen hatte, die ich mit Sport ganz gut in den Griff bekommen habe. Aber das war alles Intuition.

Dann habe ich nach meiner Ausbildung in einer anderen Firma angefangen, zu der ich pendeln musste. Da war es mit dem Sport schwierig, weil ich nach 12 Stunden im Büro keine Kraft mehr hatte. Außerdem war ich frisch verheiratet, da waren die Prioritäten einfach andere. Und was ist eine Mittagspause? Ein belegtes Brötchen neben der Arbeit (im wahrsten Sinne des Wortes). Gesundes Leben, auch wenn es ein Vollkornbrötchen war, sieht anders aus.

Der Wunsch, beruflich voranzukommen, habe ich mich ziemlich hineingekniet, bis ich irgendwann 1 Woche Urlaub hatte. Ein paar freie Tage zwischendurch.

In diesem Urlaub war ich mit meinem damaligen Musikverein unterwegs zu einer Veranstaltung. Gegen Ende der Woche hatte ich das Gefühl, dass etwas nicht in Ordnung ist.

Es fing mit Durchfall an und natürlich bin ich trotz Durchfall wieder zur Arbeit gefahren.

Das Ende vom Lied war, dass ich sehr starke Schmerzen bekommen habe. Und dann war ich 10 Wochen außer Gefecht. Davon 8 Wochen im Krankenhaus.

Wenn das kein „toxisches" Verhältnis zu meinem Körper war?

Und auch nach der Diagnose war es ein jahrelanger Kampf gegen den eigenen Körper. Es konnte nicht sein, dass mein Körper stärker war als mein Wille.

Ich bin immer wieder hingefallen, aufgestanden und wieder hingefallen.

Auch Versuche, wieder viel Sport zu treiben, endeten kläglich in einem Rheumaschub. Und nach 6 Wochen Zwangspause konnte ich wieder von vorne anfangen.

So ging das bestimmt 15 Jahre lang. Ich war so uneinsichtig, dass sogar meine Physiotherapeutin einmal sagte, ich sei wohl „therapieresistent".

Damals war ich fast beleidigt, wie sie das sagen konnte, wo ich doch alles tue, was nötig ist.

Aber danach zu leben, das war ein neues Kapitel.

Erst später wurde mir bewusst, dass meine Seele (Psyche) eine große und entscheidende Rolle spielt.

Denn trotz allem hatte ich einen Burn-out und habe mich freiwillig in klinische Behandlung begeben. Dort wurde ich wirklich auf den Kopf gestellt. Und im Laufe der Therapie hat mein Körper so heftig reagiert, dass die Therapie fast abgebrochen werden musste.

Aber das kam für mich nie in Frage. Meine Erkenntnis war: Je mehr ich auch auf meine Seele schaute, desto mehr reagierte auch mein Körper. Es musste einen Zusammenhang geben. Das ist mir nie so bewusst geworden wie in diesen Wochen.

Warum habe ich dann mit der Persönlichkeitsentwicklung begonnen? Weil ich gespürt habe, dass meine Seele auch leidet und ich da genauer hinschauen darf. In der Therapie wurde mir gesagt, wenn ich in alte Verhaltensmuster zurückfalle (wie bei einem Alkoholiker), bin ich schneller wieder in der Klinik, als mir lieb ist.

Dieser Satz hat sich mir so eingebrannt, dass ich von da an nie aufgehört habe, an mir zu arbeiten.

Ich hatte nie Geduld und dachte, jetzt müsste meine Krankheit doch verschwinden.

Leider war das nicht der Fall. Ich habe die Welt nicht mehr verstanden.

Heute weiß ich, es war mein „EGO“! Mein Ego hat mir das alles eingebrockt. Und ich habe ein riesiges Ego entwickelt.

Das „Ego“, ich nenne es jetzt „Egon“, das klingt viel besser.

Das ist nämlich das Toxische in mir, in dir, in uns Allen. Unser Ego entwickelt sich in den Jahren der Pubertät bis ins junge Erwachsenenalter.

Vielleicht kommen dir meine Aussagen hart vor, dann überprüfe doch mal, was genau dich da triggert?

Denn das Ego meldet sich immer dann, wenn dich etwas triggert. Was ist in dir? Welcher Teil von dir fühlt sich angesprochen? Wo kannst du genauer hinschauen?

Denn ganz ehrlich: Ich habe großen Respekt vor Menschen, die sich helfen lassen und nicht meinen, den Starken spielen zu müssen. Das ist dann übrigens auch der „Ego".

Denn sich wirklich mit sich selbst und seiner Seele zu beschäftigen, das trauen sich nicht viele. Es war für mich gefühlsmäßig und auch körperlich die Hölle. Das ganze System fing an zu reagieren und ich durfte erfahren, wie mächtig die eigene Psyche ist! Was kann sich alles verändern, wenn ich mich verändere?

Es hat mich meine Ehe und Freundschaften gekostet, das gebe ich zu. Aber war es wirklich ein Verlust?

Heute weiß ich, dass, wenn ich Menschen oder Dinge loslasse, etwas Neues, Besseres in mein Leben kommt.

Egoistisch, denkst du? Ich denke nicht, denn ich habe nur dieses eine Leben. Zumindest in diesem Körper.

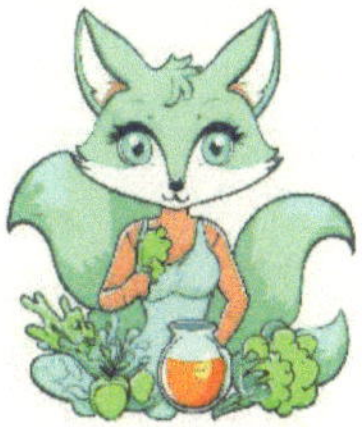

Außerdem bin ich der Meinung, dass wir eine Seele haben, die ihre Lebensaufgabe schon mitbringt und weshalb ich krank geworden bin.

DRITTER TEIL

Was passiert, wenn der Körper ALLES bekommt?

Vitalstoffe auf dem Silbertablett (Bioverfügbarkeit)

Hast du dir schon einmal überlegt, was passieren würde, wenn dein Körper alle Nährstoffe bekäme, die er braucht, um „normal“ zu funktionieren?

Vor 5 Jahren wusste ich nur, dass ich nichts Gesundes mehr in mir behalten konnte. Mein Darm konnte so vieles nicht mehr verarbeiten und trotzdem war ich stark übergewichtig.

Bei einem Vortrag wurde mir gesagt, dass der Körper sich nur selbst helfen kann, wenn er das bekommt, was er braucht. Komisch, wenn ich ständig auf die Toilette muss und Obst und Milchprodukte nicht vertragen kann.

Aber warum so schnell aufgeben?

Ich suche seit 20 Jahren nach einer Lösung. Das ist kein Witz. Aber ich habe eine gefunden, die funktioniert.

Aufgeben ist keine Option! - Das ist mein Motto.

Kennst du Menschen, die zu schnell aufgeben? Zum Teil gehörte ich auch dazu. Aber schau, was passiert, wenn du nicht aufgibst!

Hör nie auf mit der Suche nach Lösungen!

Denn auch ich habe etwas gefunden, womit ich es geschafft habe, nach vielen Jahren wieder Nährstoffe zu mir zu nehmen.

Nach 5 Jahren spüre ich immer wieder neue Veränderungen in meinem Körper. Auch mein Körper verlangt nach seiner „Grundversorgung“.

Wohin ich auch gehe, meine Nährstoffe und Mineralien begleiten mich, zusammen mit einem speziellen Joghurt.

Denn, kennst du das? Urlaub, neue Umgebung, neues Milieu, anderes Essen = Durchfall?

Ich kann ein Lied davon singen. Da hat man nicht gerade Lust auf Urlaub.

Vielleicht kannst du das nachvollziehen und runzelst die Stirn oder nickst. Lebensqualität sieht eben anders aus.

Jedenfalls kann ich jetzt verreisen, aber nur in Begleitung meiner Assistenten. Ohne sie würde der Spuk nach ein paar Tagen wieder losgehen.

Du denkst vielleicht, das ist alles nur Betrug, die will mir etwas andrehen. Nein, da es „meine“ Erfahrungen sind, die ich mit dir teile, mehr nicht.

Ich möchte nicht mehr darauf verzichten, denn mein Körper, hat zu lange im Mangel gelebt. Und wenn ich die Veränderungen in meinem Körper nicht Spüren würde, wäre ich sicher auch der Meinung.

Vielleicht probierst du es einfach mal aus? Wenn du deinem Körper die Nährstoffe gibst, die er braucht, ob er dann nicht anfängt, sich zu regenerieren?

Bei Medikamenten ist man schnell bei der Hand, aber bei Nährstoffen hat man seine Zweifel.

Glaub mir, ich habe auch so gedacht und bin eines Besseren belehrt worden.

Mein Angebot an dich - der kostenlose Vitalcheck:

Warum sekundäre Pflanzenstoffe wichtig sind!

Als ich 2004 mit meiner 2. Ausbildung zur Fachkraft für den landwirtschaftlichen Haushalt begann, stieß ich auf das Thema sekundäre Pflanzenstoffe.

Rückblickend weiß ich, dass man Aufgaben bekommt, bis man sie versteht.

Ich habe alles darüber gelernt und endlich verstanden, wie Vitamine und sekundäre Pflanzenstoffe buchstäblich zusammenhängen.

Wie soll ich das vergleichen? Das wäre wie Dick ohne Doof, wie Susi ohne Strolch, wie Asterix ohne Obelix. Verstehst du, was ich meine? Die gehören einfach zusammen. Deshalb isst man ja auch die ganze Karotte und nicht nur das Vitamin A. Das Zusammenspiel ist für mich wie Magie, dabei ist es das Natürlichste überhaupt.

Ich bin Fan von: OPC, Citrin, Lutein, Isoflavone usw. geworden. Weil sie eine solche Kraft haben. Und das ist die ganze Magie. Solche Kombinationen finden wir nur in „echten" Lebensmitteln. Oder in Produkten, die so verarbeitet sind, dass diese Symbiose gegeben ist.

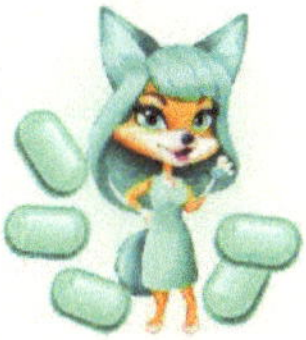

Vitamine aus der Apotheke = Ein Widerspruch in sich!

Warum Vitamine aus der Apotheke holen, wo doch alles künstlich hergestellt wird?

Wusstest du, dass Vitamine ohne sekundäre Pflanzenstoffe nutzlos sind? Und dass dein Körper keine „künstlichen“ Vitamine mag?

Das ist wie bei uns Menschen. Wie viele sehen heute nach außen hin gut aus und du denkst, wie toll sie sind. Aber wenn du genauer hinsiehst, ist es nur die schöne Hülle und Verpackung. So ähnlich ist es mit den künstlich hergestellten Vitaminen. Da fragt dich dein Körper ganz klar: Meinst du das ernst? Was soll ich damit?

Und so wie es gefährliche Ausscheidungen gibt, gibt es auch die wunderbaren bunten Vitamine, die eher in der Toilette als in deinen Zellen landen.

Schau mal nach Produkten, die wirklich auf Zellebene ankommen.

System im Widerspruch

Warum wohl? Warum ein System, das uns krank und nicht gesund macht?

Wenn ich das Ganze betrachte, frage ich mich, ob das System das so will?

Warum nicht Systeme schaffen, die wirklich „gesund“ machen?

Durch all die Widerstände im Prozess, im Kampf um Krankengeld, Rente, Reha, Kur, Umschulung etc. wird unsere Psyche nach und nach zerstört.

Wir steuern fast zwangsläufig auf einen Burnout zu. Ist das der Sinn des Ganzen?

Eine Zeit lang habe ich diese Strategie angewandt, denn wenn eine körperliche Erkrankung auf eine psychische Erkrankung trifft, habe ich die Erfahrung gemacht und auch gespürt, dass der Prozess, in eine Rente, leichter verläuft.

Bei einer chronischen Erkrankung sollte ich den Tipp geben, sich einen Psychologen zu suchen, der den Prozess begleitet und wenn es in Richtung Rentenverfahren geht, dann gibt es einen Nachweis, dass derjenige schon eine psychische Erkrankung hat, um den Prozess zu beschleunigen!

Muss das sein? Warum sieht das niemand?

Ich würde mir sehr wünschen, dass die Menschen, die in diesem Beruf arbeiten, anfangen umzudenken und lösungsorientiert und auch im Sinne des Gegenübers zu handeln.

Wir leben doch in einer sehr bewegten Zeit, oder?

Es ist an der Zeit, aus diesem Drama auszusteigen. Findet ihr nicht auch?

Dann kann das Kapitel „System im Widerspruch“ neu geschrieben werden.

Und ich schreibe sehr gerne ein Buch, in dem ich die Ergebnisse feiern und meine schlechten Erfahrungen revidieren kann.

Schafft Systeme, die gesund machen!

Nun aber zurück zum Thema, wie „ICH“ meinen Körper im Heilungsprozess / Gesunderhaltung unterstützen kann.

Nährstoffe in die Zelle! Wie ich es trotz Morbus Crohn geschafft habe

Was tun, wenn der Körper so krank ist, dass er die Nährstoffe nicht mehr dorthin bringen kann, wo sie hinsollen?

Nach so vielen Jahren „Morbus Crohn" kann ich ein Lied davon singen, aber leider kein Freudenlied.

Oder vielleicht doch? :)

Während ich diese Zeilen schreibe, sitze ich bei uns im Garten und mache den zweiten Tag einer Fastenkur.

Vor 4 Jahren wäre das noch undenkbar gewesen.

Mein Morbus Crohn wurde mit einem Darmstiller behandelt und mit einem Medikament, das ich schon für den Morbus Bechterew nehme (warum für und nicht gegen?). Dazu komme ich noch ... Wer mich bis hierher für einen „Querdenker" gehalten hat, lag nicht ganz falsch, aber auch nicht ganz richtig :)

Einen gesunden Darm habe ich durch die Medikamente nicht bekommen. Es ist eine Symptombehandlung und hat mir in einer entzündlichen Phase meines Darms die Möglichkeit gegeben, trotzdem aus dem Haus zu gehen. Wer es kennt, kann es sicher nachfühlen, oder jeder, der schon einmal eine Magen-Darm-Verstimmung hatte.

Und um es gleich vorwegzunehmen, ich habe gefühlt schon alles, wirklich alles versucht, ohne nachhaltigen Erfolg.

Ich bin auf ein Unternehmen gestoßen, das sich einen gesunden Darm zum Ziel gesetzt hat.

Bevor ich irgendwelche Vitamine zu mir nahm, durfte ich einen selbst gemachten Joghurt (mit Kulturzüchtung) essen (für die Vegetarier unter euch, das geht auch mit Sojamilch. Hauptsache Eiweiß, egal ob tierisch oder pflanzlich).

Denn im Laufe der Jahre habe ich eine Lactose und Fruktoseintoleranz entwickelt. Es wäre mir nicht möglich gewesen, überhaupt Obst- und Milch-/Joghurtprodukte zu essen.

Kein Wunder, dass ich diesen Joghurt jetzt überallhin mitnehme, auch in den Urlaub. Da muss einfach alles mit und ich bin erfinderisch, wenn es um die Zubereitung geht.

Mittlerweile nehme ich meinen Joghurtbereiter mit. Bei kürzeren Aufenthalten nehme ich den fertigen Joghurt einfach mit. Deshalb fahre ich grundsätzlich immer mit einer Kühltasche.

Was ich damit sagen will: Es hat zum ersten Mal geklappt!!! Yeahhhhh!

Ganz vorsichtig habe ich nach 3 Tagen Joghurt, abends mit den Mineralien angefangen und dann einen Tag später morgens mit den Vitaminen. Ich hatte zwar etwas Bauchgrummeln, aber es hat gehalten.

Was für ein Gefühl!!!!!

Nach Jahren wieder Obst und Gemüse zu essen, wenn auch in Pulverform.

Was hat das mit dem Thema zu tun? Sehr, sehr viel, denn nur ein funktionierender Darm kann die Nährstoffe so selektieren, dass der Körper sie auf Zellebene transportieren kann. Wenn der Darm das nicht kann, kann auch nichts ankommen.

Aber ohne gesunde Zellen auch nicht. Und da beißt sich die Katze in den Schwanz. Ein Teufelskreis.

Der erste Schritt war getan und ich konnte Joghurt, Vitamine und Mineralstoffe zu mir nehmen. Ich merkte schnell, wie gut mir das tat.

Um meine Zellen noch mehr auf Vordermann zu bringen, habe ich nach etwa 14 Tagen mit einer Stoffwechselkur begonnen, bei der ich meine Ernährung angepasst habe.

Zellreinigung auf höchstem Niveau. Ich finde es heute noch faszinierend. Und vor allem, wie ich, den Krankheitsprozess beeinflussen kann!

Unvorstellbar, nach so vielen Jahren. Ganz zu schweigen von meiner Leber. Wie viele Jahre kämpfte ich mit erhöhten Leberwerten und das ohne Alkohol!

Kannst du dir vorstellen, wie es ist, die ganze Zeit beim Arzt zu sitzen, der dich fragend ansieht, und du spürst genau, dass er denkt, ich sei Alkoholiker. Oder waren es meine Gedanken? Ich weiß es nicht. Es war unangenehm!

Und so fing alles mit einer Entscheidung an, wo ich „eigentlich“ schon aufgegeben hatte.

Ich bin meiner „jetzigen Freundin“ sehr dankbar, dass sie mir diesen Weg aufgezeigt hat.

Plötzlich war es kein Kampf mehr gegen den eigenen Körper, sondern ein Kampf „für“ die Gesundheit des eigenen Körpers!

Wenn du spürst, dass es dir besser geht und du plötzlich wieder Dinge tun kannst, die vorher undenkbar waren, wie würdest du dich fühlen?

Auch wenn dies kein Social-Media-Beitrag ist, freue ich mich, egal auf welchem Weg, über euren Feedback.

Kurzer Abstecher zum Thema Network Marketing & Persönlichkeitsentwicklung

Zusammenfassend lässt sich sagen, dass sich mein Leben um 180 Grad gedreht hat.

Dass ich jetzt hier sitze und ein Buch schreibe, waren die nächsten 180 Grad und glaub mir, ich bin nicht in mein „altes" Leben zurückgekehrt.

Denn natürlich kommen die Produkte aus dem Bereich Network Marketing (MLM), die funktionieren! Und das, was auch funktioniert, ist das System zur Entwicklung der Persönlichkeit.

Als ich das erste Mal auf einer Veranstaltung war, dachte ich, ich wäre auf einem anderen Stern gelandet. WTF, was war das? Party, gute Laune, laute Musik, Wertschätzung für die geleistete Arbeit und vieles mehr.

Auch in den Teams wird an der persönlichen Entwicklung gearbeitet.

Kein Wunder, dass es nach außen wie eine Sekte aussieht, bei so viel Positivität. Aber glaub mir, Persönlichkeitsentwicklung ist keine Sekte oder Krankheit, nein, es ist das Leben.

Dein ganzes Leben ist „Persönlichkeitsentwicklung". Wir entwickeln uns immer weiter, es kommt nur darauf an, in welche Richtung. Zum Licht oder zur Dunkelheit, das ist deine Entscheidung. Ich habe mich für das LICHT entschieden.

Für viele bin ich jetzt „abgehoben". Aber das ist nicht schlimm, denn brauche ich diese Menschen in meinem

Leben? Früher habe ich mich immer an Beziehungen geklammert, wollte es allen und jedem recht machen. Heute entscheide ich, mit wem ich meine Zeit verbringe und was ich hinter mir lasse.

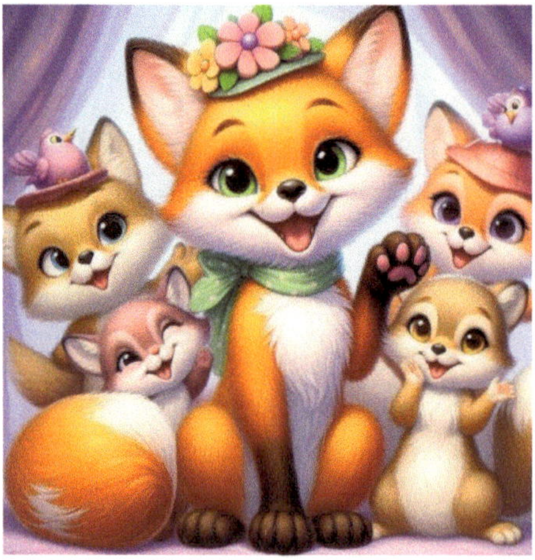

Es kommt nicht auf die Menge an Freunden an, sondern auf die Qualität der Freundschaft.

Egoistisch, denkst du jetzt? Persönliche Entwicklung nenne ich das!

Die Kraft zu haben, diese Schritte zu gehen, nicht alles einfach hinzunehmen.

Das hat seinen Preis, keine Frage, aber wessen Preis ist das? Deiner oder der der anderen?

Höre in dich hinein, was macht das gerade mit dir? Kommt Wut hoch, kommt Trauer hoch? Alles darf sein. Aber frage dich, welche Sehnsucht steckt hinter diesen Gefühlen? Wenn du ganz tief in dich hineinhörst, was ist da?

Schreibe auf, was dich beschäftigt:

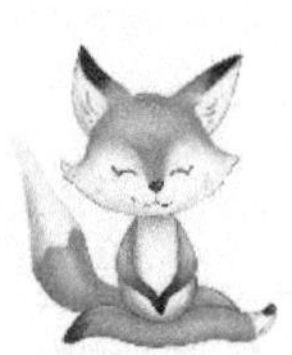

Glaub mir, ich könnte es nicht in Worte fassen, wenn ich diesen Weg nicht selbst gegangen wäre.

An dieser Stelle sind auch Tränen erlaubt. Denn auch die kleine Seele in dir will gehört werden.

Einsame Vitamine - auf der Suche nach Verbindung!

Was glaubst du? Können Vitamine alleine wirken? Können Vitamine “allein” in die Zelle gelangen? Für mehr Energie, für einen gut funktionierenden Körper sorgen?

In meiner Ausbildung zur “Hauswirtschafterin in der Landwirtschaft" bin ich zum ersten Mal auf den Begriff “sekundäre Pflanzenstoffe” gestoßen.

Ich habe zwar nicht Ernährungswissenschaften studiert, aber ich habe verstanden, dass Vitamine nicht die einzigen sind, die es nicht “alleine” in die Zelle schaffen.

Und auch, dass sekundäre Pflanzenstoffe fast noch wichtiger sind als das Vitamin selbst und zur Unterstützung der Gesunderhaltung des Körpers „essentiell“ sind.

Da habe ich viel verstanden. Warum war das Teil der Ausbildung? Weil es wichtig ist, wie Lebensmittel zubereitet werden, damit Vitamine und sekundäre Pflanzenstoffe überhaupt die Möglichkeit haben, in die Zelle einzudringen, um ihre “eigentliche” Aufgabe zu erfüllen.

Wenn unser Organismus irritiert ist (ich habe das Thema ja schon beim Morbus Crohn angesprochen) und das betrifft alle gestörten Beziehungen zum Darm, in welcher Form auch immer, dann haben es die Vitamine wirklich schwer. Und im schlimmsten Fall können sie nicht verstoffwechselt werden und werden ausgeschieden.

Und wer braucht da schon eine gesunde Toilette?

Ob nun Medikamentenreste in der Toilette landen oder lebenswichtige Vitamine, beides ist nicht gut .... Einmal für die Umwelt und einmal für unseren Körper.

Deshalb hinterfrage ich diese Vitaminpräparate und frage mich, warum? Welchen Sinn ergibt das? Keinen! In meinen Augen ist es vergeudete Liebesmüh. Das ist für mich eine der größten Verirrungen ... jemandem klarmachen zu wollen, dass Vitamine „alleine" einen gesunden Körper ausmachen. Und die Menschen in dem Glauben zu lassen, dass sie mit der Einnahme von „nur" Vitaminen etwas Gutes für ihren Körper tun.

Aber Wissen allein reicht nicht.

Es ist auch nicht so einfach, das umzusetzen, wenn der Darm krank ist und die Nährstoffe gar nicht verstoffwechseln kann. Was habe ich für Kapselprodukte genommen, die schneller wieder in der Toilette waren, als mir lieb war? Hatten die Vitalstoffe da überhaupt eine Chance, in der Zelle zu landen? Sicher nicht.

Ein Teufelskreis. Viele, die mein Buch lesen, werden sich hier wiederfinden. Und das Lustige ist, und das hätte ich mir mit 20 nicht träumen lassen, dass wir uns, je älter wir werden, immer mehr über unseren täglichen Toilettengang unterhalten.

Ich habe mich immer gefragt, warum das so ist. Heute verstehe ich es, weil unsere Lebenszeit begrenzt ist, und je älter wir werden, desto mehr verstehen wir, dass unser Darm „mit" über unsere Lebensdauer entscheidet.

Die drei Säulen der Gesundheit! - oder Körper - Seele - Geist?

Ernährung *Bewegung* *Entspannung*

Vielleicht schon mal gehört? Jetzt erst mal zu:

Ernährung:
Schau, was du zu dir nimmst und ob es deinen Körper gesund hält. Und ja, wir sündigen auch mal. Das ist in unserer Gesellschaft schon fast unmöglich, es nicht zu tun. Wir sind doch auch "nur" Menschen. Es sind oft Momentaufnahmen, die im Laufe des Lebens regelmäßig revidiert werden. Nichts bleibt, wie es ist, und das ist auch gut so. Aber achte darauf, was du deinem Körper zumutest. Und da sind wir schon bei:

Bewegung:
Auch hier gilt: Bewegung ist wichtig, aber alles in Maßen. Zu viel ist nicht gut und zu wenig ist genauso schädlich. Das gesunde Maß zu finden, das ist die Kunst.

Erst im Laufe dieses Buches, nach über 25 Jahren meiner Krankheit, habe ich die Erkenntnis oder Einsicht gewonnen, dass ich mit dem Sport und dem Gewichtheben einfach aufhören sollte.

Mein Rheumatologe hat mir immer gesagt, ich solle mich bewegen, aber „keinen" Sport treiben. Jetzt, viele Jahre und einige Schübe später, kommt die Erkenntnis, dass ich Sport sein lassen sollte.

Denn Bewegung ist kein Sport. Sport ist, wenn man einen gewissen Erfolg haben will, der messbar ist, z. B. durch

Gewichte, Wiederholungen, Auszeichnungen, was auch immer.

Ich habe mich immer versklavt, um den Anforderungen gerecht zu werden. Gewichte zu stemmen, obwohl ich wusste, wenn ich es übertreibe, geht es nach hinten los. Immer und immer wieder.

Trainiert, einmal die Woche, zweimal die Woche und der nächste Schub stand vor der Tür – Entzündungen im Körper, die mich wieder zu einer sechswöchigen Pause zwangen. Immer rein in den Schmerz haben andere gesagt. Und das habe ich oft praktiziert.

Meine Physiotherapeutin kennt mich nun schon über 20 Jahre und JETZT kam die Erkenntnis. Wie oft kam die Frage, warum ich das mache? Na, weil es mir guttun sollte. Zumal ich den Anspruch habe, dass man mir meine Krankheit nicht ansieht. Das ist mir auch gelungen, muss ich sagen, aber ich hätte mir auch viel Leid ersparen können.

Denn bis vor ein paar Jahren waren der Schmerz und die Entzündungen das Werkzeug, was mich zwang, mich zu schonen.

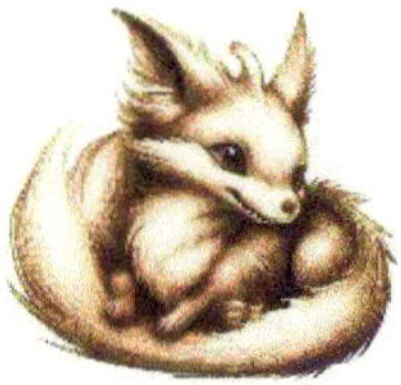

Wenn du also eine chronische Krankheit hast, vielleicht sogar eine rheumatische, dann überprüfe genau, was wirklich gut für dich ist.

Und jetzt zu:

Erholung:

Regeneration, Erholung, sind genauso wichtig wie Ernährung und Bewegung. Viele vergessen das im Alltag und wundern sich, wenn der Körper regelmäßig streikt und diese "Erholung" einfordert.

Mein Tipp und meine leidvolle Erfahrung sind, das richtige Maß zu finden. Entspannungsmomente einplanen. In Form von kleinen Auszeiten wie Spaziergängen, Meditation, gutem Essen mit den richtigen Menschen. Einfach mal ans Meer oder an einen See. Allein sich hinzusetzen und darüber nachzudenken, macht schon etwas mit dir.

Wenn du es nicht tust, wird es dein Körper früher oder später tun, das verspreche ich dir! Und du kannst dir nicht aussuchen, wann es dir passt. Also sei schlau und plane Auszeiten ein, bevor es dein Körper tut.

Deshalb gibt es diese drei wichtigen Säulen. Wenn eine Säule wegbricht, fängt das Fundament an zu wackeln. Die Kunst ist es, das Gleichgewicht zu finden. Keine leichte Aufgabe, aber du wirst dieses Buch nicht umsonst gelesen haben.

Ich habe mich auch erst damit beschäftigt, als ich schon krank war. Dann, wenn es schon weh tut.

Und wenn du das Ziel hast, gesünder zu leben, dann kommt es auf die richtige Balance an. Wie bei allem.

Körper *Seele* *Geist*

Wieder 3 Punkte. Die Zahl 3 hat eine sehr alte Bedeutung, vielleicht interessieren dich Zahlen? Zahlen haben eine besondere Wirkung und eine besonders alte Geschichte.

Warum erzähle ich das?

Weil das Beste immer zum Schluss kommt. Lustig und doch irgendwie wahr.

Das Gleichgewicht des Körpers (zu dem die drei Säulen der Gesundheit gehören), die Seele spielt eine größere Rolle als man denkt. Wenn die Seele krank ist (z. B. durch Traumata), dann kann meiner Meinung nach der Körper nicht gesund bleiben. Der Körper ist der Spiegel der Seele. Also schau, ob du da vielleicht Baustellen hast, da der Körper das Zuhause ist, wo deine Seele wohnt.

Aber eine Bitte habe ich, wenn du jetzt an den Punkt kommst, wo du anderen die Schuld für deine Situation geben willst, dann STOP.

Du bist in der Lage zu lesen und sicher auch in dem Alter, wo du dein Leben selbst in der Hand hast. Und hier kommt die 3. hinzu, der Geist.

Heute hast du es in der Hand, deine Gedanken und deinen Geist zu ändern. Das ist nicht einfach, von einfach hat keiner was gesagt und ich bin auch durch ganz tiefe Täler gegangen, glaub mir. Denn ich könnte dir heute nichts erzählen, was ich nicht selbst erlebt und durchlebt hätte!

Die besten Berater/Coaches sind die, die den Weg selbst gegangen sind. Deshalb erlaube ich mir, es so direkt zu sagen.

Und damit sind wir wieder beim JETZT!

Du entscheidest wann?

JETZT, wie dein Leben weitergeht!

Dazu gehört ein gesunder Geist.

Und hier schließt sich der Kreis, denn das ist es schließlich.

Körper, Seele und Geist stehen im Kreis zueinander. Das durfte ich in meiner Ausbildung zur systemisch/energetischen Aufstellerin erfahren.

Denn diese 3 Anteile, kannst du dir gerne von einem guten Aufsteller aufstellen lassen.

Dann siehst du, wo dein Körper, deine Seele und dein Geist stehen. Und bei mir war das sicher nicht im Kreis. Aber du kannst die 3 dazu bringen, einen Kreis zu bilden, der sich gut anfühlt. Hinzuschauen ist ein Schritt, den viele nicht schaffen. Deshalb mein größter Respekt an alle, die den Mut zum Hinschauen haben.

Warum Medikamente, richtig eingesetzt, ein Segen sind!

Wie am Ende von Romanen gibt es auch in diesem Buch ein Happy End.

Auch wenn man mich für eine „Querdenkerin“ gehalten hat, weit gefehlt.

Denn ich bin der Meinung, und da sind wir wieder beim Thema Eigenverantwortung, dass Medikamente, wenn sie bewusst und effektiv eingesetzt werden, dem Prozess dienlich sind.

Heilung durch Medikamente halte ich für unrealistisch. Da die Inhalte künstlich aus der Natur nachgebildet werden und da fällt mir gerade das Thema mit der KI ein. Ein nachgebauter Mensch, der alles kann wie ein „echter“ Mensch, wird nie eine authentische Seele haben, nie authentische Emotionen.

Ich hoffe, ihr versteht, was ich meine. Nachgemachte Inhaltsstoffe (dazu gehören natürlich auch Vitamine) können nie die Wirkung von etwas Natürlichem haben, weil ihnen die Seele fehlt.

Es gibt einfach Dinge, die kann man nicht greifen und verstehen, sondern nur fühlen.

Ich weiß, dass ich jetzt etwas vom Thema abschweife, aber mir wird oft gesagt, dass man in meinem selbstgebackenen Kuchen die Liebe spürt und schmeckt. Woher ich das habe? Aus meiner Lebenserfahrung. Wer kennt das noch? Dieses Gefühl, diese Liebe, dieses Glück?

Um zum Happy End zu kommen. Tu, was dir guttut. Nimm Medikamente, um Phasen zu überbrücken, bis es andere Lösungen gibt.

Ich kann mir da nichts vormachen, denn ich spritze mir seit 15 Jahren ein Medikament auf Eiweißbasis. Aber es ergibt für mich Sinn, mehr Sinn als eine Tablette. Denn ich habe dieses Medikament förmlich studiert. Ich habe mich bewusst für dieses Medikament entschieden. Wenn man weiß, womit man es zu tun hat, wenn man die Vor- und Nachteile abwägt, dann kann der Körper auch gut damit umgehen.

Wie bin ich zu dieser Entscheidung gekommen?

Ich habe nachgefragt, wie die Spritze wirkt, und mit meinem Facharzt gesprochen. Und dann habe ich im Internet recherchiert. Im Laufe der Jahre, in denen ich mich immer mehr mit den Funktionen des Körpers beschäftigt habe und mein Thema in der mündlichen Prüfung zur Hauswirtschafterin komischerweise „Eiweiß“ war, ist mir das Für und Wider dieses Medikaments leichter gefallen.

Es handelt sich nämlich um ein aufbereitetes tierisches Eiweiß, das an die Entzündungseiweiße im Körper andockt und diese blockiert. Dadurch wird die Entzündung im Körper reduziert. Das ist einfach genial. Denn eine Schmerztablette wirkt auf den ganzen Körper. Sie belastet die Leber. Es ist in meinen Augen schonender, denn es wirkt dort, wo es wirken soll. Das Medikament gehört zur Gruppe der Biologikas, für die, die es interessiert.

Ich hatte immer sehr starke Nebenwirkungen, weil das Medikament nicht nur meine Entzündungseiweiße blockierte, sondern auch mich. Ich lag den ganzen Tag schlapp da. Bis ich die Tageszeit und meine Nahrungsergänzung angepasst habe. Seitdem geht es mir viel besser. Nebenwirkungen wie Durchfall und Blasenreizung sind Geschichte. Ich musste vorher etwas für die Blase nehmen, damit ich nicht gleich wieder zum Arzt musste.

Man kann sich Situationen und viel Leid ersparen, wenn man auf seinen Körper hört und auf ihn eingeht.

Und jetzt will ich keine Werbung machen, aber meine natürlichen Helferlein sind ein wesentlicher Teil dieser Entwicklung.

Das Fazit und das Happy End des ganzen Themas „Gesundheit" ist, dass man immer die Wahl hat und dass man „bewusst" mit Medikamenten umgehen kann.

Eigenverantwortung, das ist das große Thema in allem, was du in deinem Leben tust.

Ich möchte dich ermutigen, Verantwortung für dich und dein Leben zu übernehmen. Und du wirst sehen, wie viel „mehr" auf dich wartet.

Was möglich ist, wenn du bewusste Entscheidungen triffst.

Mein Happy End ist für mich (und vielleicht auch für dich?), dass ich dieses Buch schreiben durfte. Dass ich diesen Weg gegangen bin, um vielleicht auch dein Leben zu verändern!

Und vergiss nicht: Der richtige Zeitpunkt ist immer JETZT. Du kannst JETZT entscheiden, etwas zu verändern. Es ist nie zu spät! Niemand hat gesagt, dass es immer einfach ist, aber fang an. Du bist es wert! Du solltest es dir wert sein!

Wenn es dir vorstellen kannst, mit mir zusammenzuarbeiten,

dann scanne diesen QR-Code und hole dir weitere Informationen:

Raus aus dem System - aber mit Schwung!

Hast du den Mut zu springen? Als ich am Abgrund stand, habe ich mich entschieden zu bleiben. Schon wegen meines damals dreijährigen Sohnes.

Heute ermutige ich Menschen und vielleicht auch dich, in die Freiheit zu springen. Raus aus dem System!

Denn seit diesem Jahr ist es für einfacher, wenn du bereits eine Rente beziehen solltest oder es dir überlegst eine Rente zu beantragen, dich vielleicht doch selbstständig zu machen, um dir einen Plan B aufzubauen.

Denn die Hinzuverdienstgrenze wurde auf etwas das 3-fache erhöht. Was heißt das für dich? Du bist nicht mehr auf 6300 €/Jahr beschränkt, was einen Minijob bedeutet (was seither für Bezieher einer vollen Erwerbsminderungsrente bedeutet hat), sondern du darfst mehr hinzuverdienen. Lass dich da gerne von einem Steuerberater deines Vertrauens beraten.

Das Einzige, worauf du achten musst, ist deine tägliche Arbeitszeit!

Du bekommst eine volle Erwerbsminderungsrente, wenn du weniger als 3 Stunden/Tag arbeiten kannst, oder 3–6 Stunden bei einer Teilrente.

Das ist eine solch große Chance! Und viele meiner Klienten entscheiden sich gar nicht erst für eine Rente. Und die, die es getan haben und eine bekommen, haben den Mut, sich selbstständig zu machen, um neu durchzustarten. Es gibt so viele großartige Möglichkeiten! Was auch immer, lass dir etwas einfallen!

Der Arbeitsmarkt ist an guten Mitarbeitern, leergefegt, und die Arbeitgeber gehen auf die Knie, um dich für sich zu gewinnen.

Du hast dich, mittlerweile, auf dem Markt anzubieten und die Arbeitgeber dürfen sich um dich bemühen. Wie toll ist das? Lass die alten Muster los und biete "DU" dich dem Arbeitsmarkt an, mit dem, was du zu bieten hast und schau was passiert. Moderne Unternehmen, haben es mittlerweile verstanden, dass sie nach guten Mitarbeitern suchen dürfen und nicht, dass sich die Mitarbeiter, wie früher, auf einen Job bewerben.

Und glaub mir, ich habe es selbst erlebt und bin sehr glücklich damit.

Wann springst du?

Ich höre gerade Musik: Achterbahn von Helene Fischer

Weil ich ein bisschen Motivation zum Schreiben brauchte und dann kommt die Energie! Die richtige Musik zur richtigen Zeit (okay, es ist nicht jedermanns Fall, aber für den Moment ist es mehr als passend).

Wann machst du die wichtigen und für dich richtigen Schritte in ein neues Leben?

Bei mir ist es im Moment auch eine Achterbahnfahrt, weil ich weiß, dass mein Buch jetzt dem Ende zugeht und ich es loslassen kann, damit es genau bei dir ankommt. Bei dem Gedanken bekomme ich Gänsehaut! Dass ausgerechnet du es in den Händen hältst und bis zum Ende liest.

Du hast etwas zu Ende gebracht. Wann schreibst Du Deine Geschichte neu?

Ich freue mich, wenn wir uns auf dem Weg begegnen, um gemeinsam das Leben zu feiern.

Deshalb: Raus aus dem System - aber mit Anlauf!!!!

Bist du bereit? Wenn nicht, dann mach den kostenfreien Lifestylecheck, ich nehme dich gern mit: Erzähle mir hier von deinen Wünschen:

Hier ist nun das Ende meines Buches, aber nicht das Ende DEINER, MEINER und vielleicht UNSERER Geschichte.

Höre auf den Bauchgefühl, deiner Intuition, deinem Herz ...immer.

Danksagung

Es ist mir ein großes Anliegen, mich bei allen zu bedanken, die mich bei der Erstellung dieses Buches direkt oder indirekt unterstützt haben.

Ein ganz besonderer Dank gilt meiner Autorenbegleiterin:

Mirjam Saeger.

Sie hat mich über ein Jahr begleitet, was nicht heißen soll, dass jeder so lange für ein Buch braucht wie ich, aber ihre Geduld ist unschlagbar. Ich bedanke mich sehr für unseren gemeinsamen Weg, mit vielen Erlebnissen. Herzlichen Dank, liebe Mirjam, für dein Sein!

Danken möchte ich auch all den wunderbaren Autorinnen und Autoren der Autorenakademie, mit denen ich mich wöchentlich austauschen durfte.

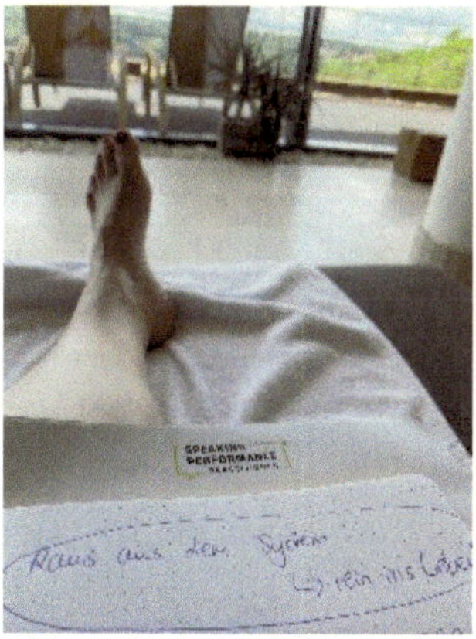

Meinen Mentoren/Coaches, wie Tobias Beck und seiner Tobias Beck Academy + Team, Christian Gärtner + Team und ACADEME, verdanke ich, dass ich überhaupt auf die Idee gekommen bin, ein Buch zu schreiben. Auch Ludger Quante und sein Team Qoncierge waren nicht unbeteiligt. Bis ich an einem Punkt angekommen war, an dem ich nach einem Seminar völlig erschöpft in meinem

Lieblings-Spa meine Ideen für dieses Buch aufgeschrieben habe.

Über diesen Weg lernte ich meine Ausbilderin zur systemisch-energetischen Aufstellungsleiterin kennen: Silke Klapdor, die mich sehr unterstützt hat, meine Berufung zu finden. Deshalb ein großes Dankeschön an meine Begleiterinnen und Begleiter, auch an die, die ich nicht namentlich genannt habe. Ihr seid alle großartig!

Ein großes Dankeschön an meine engsten Freunde und an alle, die an mein Buch geglaubt haben! Ich bin euch sehr, sehr dankbar, dass ihr an meiner Seite seid. Wir sind durch dick und dünn gegangen, haben Höhen und Tiefen gemeinsam erlebt. Aber das hat uns zu dem gemacht, was wir heute sind. Danke für eure Freundschaft!

Danke auch an all die Menschen, die mir im Laufe der Jahre ihre Lebensgeschichten anvertraut haben, die ich nun zu Papier bringen durfte. Denn nichts schreibt schönere Geschichten als das Leben selbst.

Das Beste kommt zum Schluss, und das ist meine Familie. Meine Familie hat viel mit mir erlebt und ist auch diesen Weg mit mir gegangen. Sie haben meinen Weg immer begleitet, haben viele Freunde, Bekannte und Lebensgefährten kommen und gehen sehen. Aber sie waren immer für mich da, egal, was mir durch den Kopf ging. Dies gilt auch für dieses Buch.

Auch als ich damals nicht alleine einkaufen gehen konnte, waren sie an meiner Seite und haben mich unterstützt. Zahlreiche Klinikbesuche, Termine in Unikliniken und vieles mehr. Und auch die Betreuung meines Sohnes, den ich trotz Krankheit gesund zur Welt bringen durfte.

Mein Sohn war der Beginn meiner größten Veränderung und auch der Ansporn immer weiter zu machen. Durch ihn durfte und darf ich den Wert des Lebens erkennen. Ich bin sehr stolz darauf, seine Mutter zu sein. Danke, mein lieber Sohn, für dein Sein.

Quellenverweise:

Bilder:

https://www.bing.com/images/create/lustiges-comicbild-mit-einem-patienten-und-einer-k/1-65c661e3816646ccb44e815713b0dc1c?id=yWKJRVEBZICM0fjDrVRXyw%3d%3d&view=detailv2&idpp=genimg&idpclose=1&thId=OIG2.6lugY2VKNvN8XTS7iXAI&FORM=SYDBIC

https://www.bing.com/images/create/lustiges-comic-antrc3a4ge-krankenkasse/1-65c6696a53d847f6bde5d67eb458e83b?id=RXmAuAJk%2bwuxLckrJbsMTw%3d%3d&view=detailv2&idpp=genimg&idpclose=1&thId=OIG2.lWqgLxzUpbR.abdlremo&FORM=SYDBIC

https://www.bing.com/images/create/rechtschutzversicherung-mit-dem-paragraphenzeichen/1-65c9299d67f7486c95ebb9c9cd9d3ccd?id=Qal5XgMwK6GwQc8W4FptmQ%3d%3d&view=detailv2&idpp=genimg&idpclose=1&thId=OIG1.fCYBFFJSTZRsN3UAoqT6&FORM=SYDBIC

https://www.bing.com/images/create/ein-fuchs-als-ein-patient/1-65ee37c21763407a8e6ebd16ddcc4788?id=yesMhMS5YkCS2YTX%2bzRPKg%3d%3d&view=detailv2&idpp=genimg&idpclose=1&thId=OIG1.rVWOF35rrQMke6Ruufpe&FORM=SYDBIC

https://www.bing.com/images/create/ein-stolzer-fuchs-der-sich-auf-die-schulter-klopft/1-65ee477180b34013bec2d6e487d007a0?id=H5F9vhq3tryyc%2

bX9%2frY6Wg%3d%3d&view=detailv2&idpp=genimg&idpclos
e=1&thId=OIG2.7QBXBw5wTgOC83eBAHF_&FORM=SYDBIC

https://www.bing.com/images/create/ein-fuchs-der-sich-
sorgen-macht/1-
65ee491a0f2246289e73f8ccb5fbb177?id=KFEb%2fVoCs4nYr
MlHvTrLiw%3d%3d&view=detailv2&idpp=genimg&idpclose=1
&thId=OIG1.8yOpbSr2HRu7DFZPQwPg&FORM=SYDBIC

https://www.bing.com/images/create/ein-fuchs-der-den-2-
teil-eines-buches-aufschlc3a4gt/1-
65ee4a9cfed74ae395f9d6265dc00fc1?id=ConCNWxidWXkQa
U3b8yGZw%3d%3d&view=detailv2&idpp=genimg&idpclose=
1&thId=OIG1.vQpvQhg1OgwLBii8WwuK&FORM=SYDBIC

https://www.bing.com/images/create/ein-fuchs2c-der-
c3bcber-etwas-nachdenkt/1-
65ee4e9a212b4046af38422d721acdaf?id=UWRwbgT9scmiGJ
zZ8Lnb1g%3d%3d&view=detailv2&idpp=genimg&idpclose=1
&thId=OIG2.p8GMybasYHU.nRm_5z5M&FORM=SYDBIC

https://www.bing.com/images/create/ein-fuchs-der-
glc3bccklich-ist-freunde-zu-haben2c-nich/1-
65ee52fbc0df44db9d49e67d6e49cdc8?id=B38KfIOZnyvRLf6D
Tbt1TA%3d%3d&view=detailv2&idpp=genimg&idpclose=1&t
hId=OIG4.JF7mRS9lgEtEIlXbT7Wl&FORM=SYDBIC

Zitat: Frag Leute, die da sind, wo du hinwillst! Harvay Mackay

Quelle: 100 Sprüche, Zitate und Weisheiten für deine ganzheitliche Lebensplanung (erschaffedeintraumleben.de)

Definition Patient: https://de.wikipedia.org/wiki/Patient

Forellen:

Quelle: https://kurier.at/leben/forscher-beobachten-geschlechtsumwandlung-bei-fischen/135.564.119

Definition Fehler:

Quelle: https://de.wikipedia.org/wiki/Fehler